"六一健康快车"项目专家委员会
北京胡亚美儿童医学研究院　组织编写

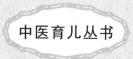

中医育儿丛书

胎孕产蓐育芽儿

主　编　王茹

U0201042

中国中医药出版社
·北京·

图书在版编目（CIP）数据

胎孕产蓐育芽儿 / 王茹主编 . —北京：中国中医药出版社，2017.3

（中医育儿丛书）

ISBN 978 – 7 – 5132 – 3976 – 9

Ⅰ . ①胎… Ⅱ . ①王… Ⅲ . ①妊娠期—妇幼保健 ②产褥期—妇幼保健 Ⅳ . ① R715.3

中国版本图书馆 CIP 数据核字（2017）第 007478 号

中国中医药出版社出版

北京市朝阳区北三环东路 28 号易亨大厦 16 层

邮政编码 100013

传真 010 64405750

廊坊市三友印务装订有限公司印刷

各地新华书店经销

开本 880×1230 1/32 印张 6.5 字数 180 千字

2017 年 3 月第 1 版 2017 年 3 月第 1 次印刷

书号 ISBN 978 – 7 – 5132 – 3976 – 9

定价 26.00 元

网址 www.cptcm.com

如有印装质量问题请与本社出版部调换

版权专有 侵权必究

社长热线 010 64405720

购书热线 010 64065415 010 64065413

微信服务号 zgzyycbs

书店网址 csln.net/qksd/

官方微博 http：//e.weibo.com/cptcm

淘宝天猫网址 http：//zgzyycbs.tmall.com

———— 中医育儿丛书 ————

《胎孕产蓐育芽儿》

主　编　王　茹

副主编　武密山　马惠荣

编　委　（以姓氏笔画为序）

于丽文　任豆豆　刘丹丹　牟　岚

李海霞　段彦苍　韩云鹏　谢　菲

主　审　王廷礼

弘扬中医育儿文化

保障儿童健康成长

顾秀莲

二〇一七年

二月十六日

第十届全国人大常委会副委员长、中国关心下一代
工作委员会主任顾秀莲题词

王 序

中医药是我国各族人民在长期生产生活和同疾病做斗争的过程中逐步形成并不断丰富发展的医学科学，凝聚着中华民族几千年的健康养生理念及实践经验。党的十八大以来，党中央、国务院高度重视中医药工作，从经济社会发展全局、健康中国建设大局着眼，把中医药振兴发展作为一项国家战略，做出了全面谋划和系统部署。特别是今年8月，习近平总书记在全国卫生与健康大会上的重要讲话中强调，要坚定不移地贯彻预防为主、中西医并重的方针，将健康融入所有政策，人民共建共享，努力为人民群众提供全生命周期的卫生与健康服务。

儿童健康事关国家的未来和希望。中医药自古以来在儿童健康调养方面独具特色和优势，对儿童生理病理认识独到，防病治病经验丰富，强身健体方法多样，对减少抗生素滥用、促进儿童健康成长、增进家庭和谐幸福、全面提高人口素质具有重要意义。《中医育儿丛书》由北京中医药大学东直门医院徐荣谦教授及多位中医儿科专家在多年临床实践经验基础上，将我国传统育儿养生保健方法编纂成册，体现了中医药独具特色的儿童养育观。该书内容通俗易懂，融知识性与趣味性于一体，既适用于基层医务人员，又可为群众自我保健所用，是弘扬中医育儿文化的优秀科普类读物。

国家卫生计生委副主任
国家中医药管理局局长　王国强
中华中医药学会会长
2016年12月8日

佟 序

中华医学，世代流光；悬壶济世，誉满炎黄；望闻问切，调理阴阳；标本兼治，身心俱康；中医神术，四海名扬。

欣逢当今盛世，我神州各业民众，正凝神聚力，实现中华强国之梦。国家发展，人民幸福，端赖亿万百姓身心健康。国家发出"让中医进社区、进乡村、进家庭"之英明指示，切合国情现实，深孚全民企望。新一代孩童身心康健，关乎祖国之根基，未来之希望。国医力主返璞归真，天人合一，防病养生，医世医人。普及中医育儿理念，传承祖上珍贵技艺，缓解患儿就诊难、药品贵之现状，实为当务之急。喜见中国关心下一代工作委员会"六一健康快车"项目组，力邀众多国医儿科圣手，通力合作，薪火相传。融医德医技，科研成果，从医经验，诊治心得于一炉；合正确实用，简明易学，方便节约，喜闻乐见为一体。历经几度寒暑，编就此套心血结晶之《中医育儿丛书》。确信此套书之刊印发行，必将助力众多社区乡村同道，增强医术，提升素养，遍施中医儿科岐黄之道，为国为民，拨正就医重西轻中之习。此等利国利民之大好事，可圈可点，可喜可贺！祈盼登山涉水、走街进户之众多爱心医师，认真学习，勇于实践，继承国粹，奋力创新。于健康中华之大事业中，毋忘初心，矢志奉献，普惠众生，造福明天！

是为敬序。

中国关心下一代工作委员会儿童发展研究中心原主任　佟乐泉
丙申岁尾丁酉年初

张 序

丙申岁末，丁酉将至之际，由北京中医药大学东直门医院徐荣谦教授做主编，多位中医儿科界同仁共同编撰的《中医育儿丛书》正式出版了，这应该说是中医儿科界的一件喜事！

2012年，党的十八大提出"健康是促进人的全面发展的必然要求"。习近平总书记非常关心中医药发展和人民健康，特别是儿童健康。2014年，在视察江苏省镇江市丹徒区世业镇卫生院时指出"没有全民健康，就没有全面小康"。2015年12月，在给中国中医科学院成立60周年的贺信中说："中医药学是中国古代科学的瑰宝，也是打开中华文明宝库的钥匙。"2016年3月在中央全面深化改革领导小组第二十二次会议上，讨论《关于加强儿童医疗卫生服务改革与发展的意见》时强调"儿童健康事关家庭幸福和民族未来"。

"健康中国"的建设应该从娃娃抓起。我看到《中医育儿丛书》已将儿童健康提前到了生命孕育的前期，是有道理的。

中医育儿源远流长。中医育儿文化，也就是指有关中医育儿的思维方式、传统习俗、行为规范、养育方法、文学艺术，甚至一些影响深远的事件等。从养生的角度可以追溯到《素问·四气调神大论》"天人合一"的整体养生观；从先秦扁鹊"入秦为小儿医"，可以看出，先秦时就重视小儿的医疗保健；从隋唐至两宋众多医家的论著中，对小儿的饮食、起居、衣着、环境等方面的论述，基本上形成了比较完整的儿童保健体系；直到明朝万全在

《育婴家秘》中总结前人的经验，提出了"预养以培其元，胎养以保其真，蓐养以防其变，鞠养以慎其疾"的育儿四原则。

　　《中医育儿丛书》基本上展示了我国传统育儿文化的内涵。文化是一个民族的精神和灵魂，一个强大的民族往往具有更强的文化自信和民族尊严，从而增强民族凝聚力，使这个民族焕发出强大的创造力。这套丛书在儿童的养育、保健、疾病预防等方面，将中医"治未病"的理念贯彻始终；将一些儿童常见疾病的简易、有效的防治方法，以图文并茂的方式、通俗易懂的文字展示给读者，让读者一看就明白，一学就会。我相信，这套丛书的出版，会给众多家长带来福音，会给中医儿科界增添光彩！

中华中医药学会儿科分会名誉主任

原山东省卫生厅副厅长

2017 年 1 月 12 日

前 言

党和国家十分重视人民群众的健康，习近平主席在全国卫生与健康大会提出人民大健康的理念，并特别指出："要重视少年儿童健康，全面加强幼儿园、中小学的卫生与健康工作，加强健康知识宣传力度，提高学生主动防病意识……把以治病为中心转变为以人民健康为中心，建立健全健康教育体系，提升全民健康素养，推动全民健身和全民健康深度融合。要加大心理健康问题基础性研究，做好心理健康知识和心理疾病科普工作，规范发展心理治疗、心理咨询等心理健康服务。"为我们指明了医疗服务的方向。

小儿古称"芽儿"，一方面是指小儿好像旭日初升，生机盎然，发育迅速；另一方面更指小儿脏腑娇嫩，形气未充。小儿处于阳生阴长、阳气占主导地位的阴阳平衡尚未稳定的"少阳体态"，因此，儿童健康容易出现偏颇，呈现"亚健康状态"，而亚健康状态不利于儿童的健康成长。

广大人民群众迫切希望我们的民族日渐强大，国家日益繁荣昌盛。我们务必重视后代的培养，使他们最终真正成为家庭的脊梁、民族的栋梁、国家的未来。我们真切地希望广大家长不能只有"舐犊之情"，更应有"养虎之志"，为民族、为国家培养出合格的接班人。由此，我们认为未来接班人必须具备以下四点，才能成为民族和国家放心的接班人。

1. 道德的儿童：孝敬父母，尊重师长，忠于民族，奉献国家。

2. 智慧的儿童：聪明睿智，勤奋好学，思维敏捷，勇攀高峰。

3. 豪气的儿童：胆气豪迈，心志坚强，百折不回，勇往直前。

4. 强健的儿童：体魄强健，乐于奉献，攻坚克难，勇挑重担。

中国关心下一代工作委员会事业发展中心为儿童大健康考虑，设立了"六一健康快车"项目，这个项目的宗旨是："送儿童健康理念，送儿童健康知识，送儿童健康服务。"为此，该项目组织全国有影响的中医儿科专家，着手编写了《中医育儿丛书》。本丛书以"儿童大健康"的理念为着眼点，以广大儿童家长、准父母以及基层儿科工作者为读者对象。丛书本着简便实用的原则，突出科普性、可读性，突出中医育儿的科学性，以"治未病"为切入点。

中医在中华民族繁衍的数千年历史长河中积累了丰富的育儿经验。我们力求将中华民族数千年育儿经验与当今育儿理念结合起来，以中医儿科理论为指导，以胎儿保健、新生儿养护与婴幼儿调养为纵线，以四季养生、食疗、小儿推拿按摩及家庭外治为横线，形成经纬纵横的丛书框架体系，将中医育儿的精华展现在读者面前，对儿童"亚健康状态"，必然会起到良好的康复作用。

徐荣谦

2017 年 2 月 12 日于北京

编写说明

古人育儿，智慧超凡。从春秋战国的扁鹊、唐朝孙思邈再到北宋的钱乙均对育儿有独到的阐发；明朝儿科大家万全把中医育儿保健发挥到极致，提出了著名的育婴四法，即"预养以培其元，胎养以保其真，蓐养以防其变，鞠养以慎其病"。此四法从备孕、胎养、产蓐、婴幼儿养育方面，充分体现了其优生优育的思想，对后世小儿健康保健有着积极的指导意义。

本书以择偶、优孕、怀胎、养胎、分娩蓐养、初生婴儿为序，分为六章介绍。第一章强调先天禀赋与优孕的密切关系，介绍近亲不婚、适龄结婚等观点。第二章备孕与求嗣，突出肾气盛、天癸至、任脉通、太冲脉盛等有利于孕育生子的中医孕育观，以及适龄生育，择时受孕，男养精、女养血的备孕方法。第三章介绍种子与优生，强调种子需天时、地利、人和的天人相应的观点。第四章重点介绍胎教的起源和方法，以及十月逐月养胎与胎教。第五章主张要自然分娩，介绍了中医"睡、忍痛、慢临盆"临产六字箴言和中医蓐养方法，并对"二孩"的生育进行了指导。第六章介绍中医在初生婴儿护理上的特点，提倡使用传统尿布、母婴同室、母乳喂养、自然养护等。各章节中还介绍了常见疾病的中药、推拿、食疗、外治等自然绿色疗法，方便实用，供年轻育龄夫妇参考。

王　茹

2016 年 10 月 19 日

目 录

第一章　择偶与婚配

第二章　备孕与求嗣

第三章　种子与优生

第四章　十月养胎与胎教

第五章　分娩与蓐养

第六章 初生养护

第一章

择偶与婚配

婚姻质量决定下一代质量。

男女结为夫妻成为家庭之核心。虽然有父母、兄弟、子女，但真正长时间生活在一起的，还是夫妻，所以家庭关系中的主要问题源于夫妻关系。我国古人在伦理道德关系中，一向重视夫妻之道。《周易·系辞》曰："一阴一阳之谓道。"又说："天地氤氲，万物化醇，男女构精，万物化生。"古人往往把男女与天地日月阴阳并提，可见对夫妻之道的重视。孟子也非常重视婚姻，曾说："男女居室，人之大伦也。"（《孟子·万章上》）古人为什么如此重视夫妻关系呢？这是因为"夫妇为人伦之始，造化之基"。人类有夫妻，然后有母子、有兄弟、有婆媳……人类有婚姻，除为了组织共同生活的家庭，更为了繁衍后代。

一、择偶重人品

选择配偶，与男女青年的毕生幸福密切相关。但如何正确的认识这个问题，并非人尽皆知。在实际生活中，有些人为了择偶，屡受挫折，茫然不知所措，就是因为没有正确地处理好婚姻问题。所以择偶，它牵动着千千万万个男女青年的心弦，有的激动欣喜，有的悲观失望，甚或导致一场悲剧，造成终身苦恼和悔恨。很难设想悲剧性的婚姻，能生育理想的下一代。

选择配偶是家庭中第一件重要的大事，它将决定下一代的质量。

（一）重人品还要志同道合

《论语·卫灵公》云："道不同，不相为谋。"

男女双方，婚前只有志同道合、志趣相投，真正做到不计财产、资历、权势、地位，婚后才能夫妻和谐、家庭幸福。

人生中，结婚不仅标志着青年人生理上的成熟，也标志着社会角色的成熟。家庭是社会的细胞，美满的生活来源于幸福的家庭，幸福的家庭来源于美满的婚姻，而美满的婚姻必须有好的配偶。所以，婚配始于择偶。俗话说："第一次投胎选择父母，第二次投胎选择配偶。"如果说第一次投胎选择了父母，那么父母的基因决定了一个人的少年、青年时代的命运。选择配偶则是又一次选择人生的命运，男人选对好女人，好女人会给他一个温暖、舒适的避风港，会使丈夫事业有成，生活得有滋有味。同样，女人选对好男人，好男人会给他一副坚实、宽厚的肩膀，顶天立地的丈夫会为妻子遮风避雨，让妻子备受呵护，生活得无忧无虑。

男女青年在恋爱之时，就要有结婚后组成家庭、生儿育女、相濡以沫、白头到老的统一志向。这样婚后才能在生活上相互关爱，工作上相互帮助，情感上相互感恩，和睦相处。

（二）重人品还要心心相印

男女双方婚前只有心心相印、相互爱慕，婚后才能不忘初心、同甘共苦。

中国是文明古国、礼仪之邦，历来重视品德修养。婚姻是关乎自己一辈子的大事，男女双方能够彼此寻找到品德高尚的另一半，是一生的幸事。婚姻中人品决定了一生的幸福与否。具体来说，男性择偶时，普遍希望对方善良贤惠、高雅端庄、温柔体贴。女性择偶时则更看重对方的人品，责任心和担当。女性在择偶时可能更慎重，因为将把自己的一生托付给对方，为他生育后代。丈夫人品好，将来无论顺境还是逆境，都能对妻子和孩子负责。但随着时代变迁，人们的婚恋观念和择偶标准有所改变，人们的婚姻观呈现出多元化趋势，有人喜欢德才兼备的事业型男人，有人喜欢浪漫型男人，有些人则看中对方的票子、房子、车子。无论怎样选择，我告诫女孩子要嫁一个人品好的男人，人品好是保证未来生活质量的基础，应抵制以金钱、物质为择偶条件的不良风气。

（三）重人品也要考虑互补

1. 智能互补

择偶还应考虑双方智力、能力的差异与互补。一个人的智力和能力与遗传关系密切，择偶时应互补缺陷，使后代均衡发育。比如擅长形象思维的与擅长逻辑思维的相配，根据优生学"优者相配"的理论，父母将各自优秀的基因传给后代，其子女理应是优上加优，更强于上一代。可见优者相配能产生出更优秀的后代，有利于强种优生。所以择偶时对对方应从各方面考察与衡量，不宜感情冲动，草率决定，以免贻误子孙，抱憾终生。

2. 性格互补

择偶的标准，除了上述条件，性格脾气从优生优育的角度考虑，也很重要。青年朋友们在选择配偶时，双方应权衡利弊、性格互补。例如，男孩子性格活泼的，可以找沉静些的女孩子，男孩子性格内向的，可以找相对外向活泼、聪明伶俐的女孩子。这样优势互补，避免遇到家庭矛盾时，互不相让，针尖对麦芒。擅长音乐、舞蹈、文学以及语言表达能力强的女性，建议选择从事理科工作，逻辑、分析思维能力强的男性，这样可使孩子获得父母各自一半的优势而变得更优秀。当然，生活中也有很多自由恋爱的青年朋友，可能外人看起来并不是那么完美，但他们的生活却很和谐，有滋有味，也是值得称赞的。所以，选择配偶没有具体标准，俗话说"情人眼里出西施"，你认为他（她）是心目中的那个人，并且情投意合，就下定决心，两人厮守一生，幸福一生，并结出爱情的果实。

3. 相貌互补

婚姻中，相貌是吸引对方的一大因素。诗经首篇《周南·关雎》是我国最古老的情歌之一。"关关雎鸠，在河之洲。窈窕淑女，君子好逑。"抒发了男子对窈窕淑女的爱慕之情。爱美之心人皆有之，人人都希望女孩子婀娜多姿，男孩子潇洒帅气，可世上不可能都是美女帅男啊！择偶时，还是要根据自己的具体情况，选择适合自己的配偶，不要刻意追求相貌。长相稍差的，可以选择长得相对漂亮些的配偶，弥补长相上的差距；身材矮小的可以选择身材高一些的配偶，身材瘦的人可以选择较胖的配偶；肤色较黑的人，可以找一位肤色较白的配偶，这样可以弥补双方某一方面的"缺陷"，使孩子获得父母相对好的遗传。随着时代的发展，人类对科学知识了解的不断增加，年轻朋友们在选择配偶方面，已不再局限于对方的外貌和条件，对双方的遗传因素和综合素质也有所考量。

青年男女择偶建议

青年男女择偶，不要被财产、权势、相貌所迷惑，而首先要注重人品。女子宜选择忠诚朴实、心地善良、性格稳健、胸襟开阔、身体健康的男子进行婚配；男子应选择贤淑文静、通情达理、性格温柔、身体健康的女子，结为终身伴侣。

二、择偶重健康

择偶婚配时，双方的健康状况亦是不容忽视的。宋朝著名的妇产科医家陈自明，曾告诫后人，如果结婚生子，首先看夫妇有无疾病，如夫妇健康，则必然有子。"凡欲求子，先查夫妇，有无劳伤痼疾，而依方调治，使内外和平，则有子矣。"（《校注妇人良方》）中医最重视先天禀赋对后代的影响，只有父母健康，才能有体质好的后代。

（一）先天禀赋优

《易·系辞》中讲："男女媾精，万物化生。"新生命是相爱男女的结晶。

新生命的诞生与先天禀赋有着密不可分的关系。先天禀赋，包括父母遗传给孩子的基因，例如体质、智力、容貌、性格、能力等，还包括胎儿在母体内的生长发育状况。中国古代把禀赋看得很重要，明代医学家张景岳说："夫禀赋为胎元之本，精气之受于父母者是也。"可见孩子与父母的禀赋息息相关。

1. 肾气与优生

生一个健康的宝宝是每个家庭的愿望，要想宝宝先天禀赋好，父母的肾气很重要。肾精、肾气的盛衰影响着后代的先天禀赋与生长发育，先天禀赋根源于父母的肾气，肾气旺盛在优生优育中起着不可替代的作用。肾为先天之本，生长发育之根，禀受于父母，父母遗传给孩子的基因对后代的成长起着决定性作用。肾主骨，未来宝宝骨骼强健与否，与父母的肾气关系很大。父母健康，肾气旺盛，气血充足，精力充沛，则后代健康聪明，抗病力强，患病少；反之，如果父母身体羸弱，肾气虚，可导致胎儿发育不良，或生理缺陷，或畸形，或出生后体弱多病，智力低下，易于夭折。如小儿五迟、五软、鸡胸、龟背无一不是母体肾精亏虚影响后代的结果。

所以，父母的禀赋优，肾气旺盛，精血充足，才能生个健康、聪明的宝宝。

小贴士

小儿发育迟缓与父母禀赋有关

发育迟缓，中医称"五迟、五软"，是对小儿生长发育迟缓和萎软性疾病的总结。五迟是指立迟、行迟、发迟、语迟、齿迟五种小儿行动、语言、牙齿等发育迟缓的疾病。五软是指口软、手软、足软、颈项软、肌肉软五种生长发育萎软的疾病。五迟五软都属于肾虚，发育落后的疾病，两者可相兼出现；鸡胸、龟背是小儿骨骼畸形的病症，常见于维生素 D 缺乏性佝偻病重症。

2. 遗传与优生

每对夫妻，都愿把自己的优点、长处传给子女，摈弃双方的缺点，生育一个称心如意、健康聪明的孩子。但有时事与愿违，我们经常可以看到一些先天畸形和发育缺陷的孩子。这种后果是怎样造成的呢？追本溯源，不能不归结到父母身上，往往是由于父母的婚姻存在问题所造成的。

中医所说的先天禀赋实际上包含了现代医学的遗传学内容，只是表达方式不同而已。例如生男生女，从现代遗传学知识解释，是因为染色体不同。人类的遗传物质主要存在于 23 对染色体上，其中包括 22 对常染色体和 1 对性染色体。性染色体又包括 X 染色体和 Y 染色体。含有一对 X 染色体的受精卵发育成女性（XX），含有一条 X 染色体和一条 Y 染色体者则发育成男性（XY）。精子和卵子的染色体上携带着遗传基因，上面刻录着父母传给子女的遗传信息。人类自两性结合开始，新生命的禀赋无不带有父母、家族、种族的烙印，先天赋予了孩子体质、形体、性格等各方面的相对稳定性，即使孩子受到后天环境、教养等方面的"改造"，但父母、家族、种族的遗传却如影随形，即所谓的"江山易改，禀性难移"。当然，先天禀赋是相对的，在先天禀赋的同时，后天的环境影响和人为的努力也会对性格等造成一定改变。

（二）重视婚前体检

婚前体检，我国古代就有，只不过为了皇帝选美，而普通老百姓是办不到的。从《后汉书·皇后纪》《汉杂事秘辛》这些古籍来看，皇帝选美特别重视性征，如乳房大小适中、对称，外阴、阴道的形状正常，阴毛的浓密、腋毛稀少等。

古医籍上说："凡欲求子，当先察夫妇有无劳损痼疾而依法调治，使内外和平，则有子矣！"

古代只有皇帝选美可以体检，当今，《母婴保健法》颁布实施以来，普通老百姓在婚前也可以享受到古代帝王进行婚检的待遇啦!

国家规定婚前体检的项目:

1. 全面检查

检查是否患有不适宜立即结婚的疾病,如急性肝炎、活动性肺结核、性传播性疾病、精神病和其他较严重的病等,可待疾病痊愈后再结婚。

2. 生殖器官检查

有的女性生殖器官发育异常,如处女膜闭锁、阴道横隔,先天性无阴道、无子宫等,这些都会影响性生活。

男性如包茎,生殖器官异常,这些问题只要经过婚前检查是不难发现的,而且做小手术就可以解决问题,不会影响性生活和双方的感情。此外,有些性病如梅毒、淋病等不但对本人健康有害,而且能够通过胎盘侵入胎儿,造成流产、早产、死胎,所以必须加以重视。

3. 遗传病筛查

遗传病筛查可以发现遗传病和遗传缺陷方面的问题,避免遗传病儿或畸形儿出现;有利于主动有效地掌握好受孕的时机和避孕方法。医生根据双方的健康状况、生理条件和生育计划,为他们选择最佳受孕时机或避孕方法,并指导他们实行有效的措施,掌握科学的技巧。对要求生育者,可帮助其提高计划受孕的成功率。对准备避孕者,可使之减少计划外怀孕和人工流产,为保护妇女儿童健康提供保证。

古代择偶——男不娶"五不女"，女不嫁"五不男"

"五不女"最早见于明代万全《广嗣纪要·择配篇》，包括"螺、纹、鼓、角、脉"5种女性生殖器官畸形。螺，类似现代医学中的阴道畸形；纹，指阴道狭窄；鼓，指处女膜坚韧难破；角，多指阴蒂肥大，可有真假两性畸形；脉，指无月经或月经不调等原发性不孕症。

"五不男"见于明代万全《广嗣纪要·择配篇》，包括"天、漏、犍、怯、变"5种病证。天，指男子生殖器官短小若无，不能生育者；漏，指遗精、滑精，因肾水亏损，肾气不固，经常发生遗泄而影响生育者；犍，因受外伤或因患阴茎及龟头肿瘤切除阴茎，以致不能生育者；怯，指阳痿不举，或举而不坚，因阳痿不能性交而影响生育者；变，指生殖器官两性畸形从而影响生育者。

三、适龄结婚

（一）法定结婚年龄

法定婚龄的确定，一方面要考虑自然因素，即青年男女的身体发育和智力成熟情况，另一方面要考虑社会因素，即政治、经济及人口发展情况。我国1950年《婚姻法》规定的法定婚龄为男20岁，女18岁。这与当时的政治、经济、文化发展水平，与老百姓的觉悟程度和接受能力相适应。1980年修改《婚姻法》时，一方面考虑适当提高法定婚龄有利于广大青年的身心健康、工作和学习，以及计划生育工作，同时也注意到法定婚龄过高，不符合自然规律的要求，也脱离群众、脱离农村实际，因此规定"男不得早于22周岁，女不得早于20周岁"。

但法定婚龄是结婚的最低年龄，并不是最佳年龄，从生理上看，男女青年的青春发育期虽标志着性发育趋于成熟，但身体发育尚未完善，女性的生殖器官一般在20岁以后才逐渐发育成熟，而全身的骨质化，如牙齿的钙化，出齐智齿要到23岁以后才能完成，骨骼和高级神经系统要到24岁才发育成熟。男性生殖功能的发育和成熟比起女性来还要晚二年。故古人主张男子三十而后娶，女子二十而后嫁，恐伤其精血也，看来不无道理啊。

（二）古代婚嫁年龄的借鉴

究竟什么年龄结婚最理想呢？其实，早在两千多年前的《素问·上古天真论》中就给了我们答案，内经里提出很重要的生命节律，叫做"女七男八"。意为生命节律女子与七有关，男子与八相关，女子每隔七年，男子每隔八年，生理上会发生一次很明显的改变。《素问·上古天真论》做了精辟的概括和总结："女子七岁，肾气盛，齿更发长。二七而天癸至，任脉通，太冲脉盛，月事以时下，故有子。三七，肾气平均，故真牙生而长极。……丈夫八岁，肾气实，发长齿更。二八，肾气盛，天癸至，精气溢泻，阴阳和，故能有子。"掌握了这个规律，我们就知晓了结婚年龄和生育年龄的问题了。最重要的是结婚年龄与人体的肾气、肾精、天癸均有一定关系。中国古代就有结婚年龄的规定，如《周礼》中有记录"令男三十而娶，女二十而嫁"。《礼记·内则》也说：男子二十举行冠礼，开始学礼，三十而成家。女子十五举行笄礼，二十而嫁，因特殊原因，最迟二十三岁而嫁。这些都是有一定道理的。

（三）早婚早育的危害

中国近代思想家，教育家梁启超在《禁早婚议》中一针见血地指出，早婚有五大害处：

1."害于养生"

早婚"害于养生"，从根本上违背了房中养生即性保健的原则。他说："少年男女，身体皆未成熟"，"其智力既稚"，缺乏自我克制的能力。如果此时"使之居室"，"往往溺一时肉欲之乐，而忘终身痼疾之苦"。贪欢一时，极情纵欲，耗损阴精，"伤其元气"，甚至弄得病入膏肓，英年早逝。须知，早婚有如"自杀之利刃"，危害极大。因此，禁绝早婚对于提高整个国民的体质有着十分重要的意义。

2."害于传种"

这是因为"父母之身体与神经两未发达，其资格不足以育佳儿"。做父母的本人身体尚未发育成熟，性机能还不够健全，又怎么能生出优质的后代来呢？他认为早婚之害，实在危及子孙后代。

3."害于养蒙"

"害于养蒙"即贻误子女的教育和培养。婴幼儿在成长过程中全靠父母的抚养和教育，而青年男女要到"二十五岁及三十岁以上乃可以为人父母之能力"。由于早婚者自身尚未发育成熟，在思想意识、道德品质、文化素养等各方面都有很多欠缺，不足以"为后辈之模范"，难以担当教育子女的重任。

4."害于修学"

早婚的青少年男女，一般在十五岁至二十岁之间，正是学习的黄金时期。一个人有无作为和成就，全靠此时的学习和进取，而早婚者快意房室，纵欲无度，把人生最宝贵的年华"投诸春花秋月，缠绵歇泣"，白白地浪费大好时光，久而久之，壮志消磨，失去"风云进取之气"。这样下去，早婚者必然在德、智、体诸方面"劣于他人"，将远远地落后于同龄人中那些勤奋好学的积极进取者。

5."害于国计"

早婚的青少年在经济上根本不能独立，"其本身方仰食于父母"，"沾生之力"未备，"无力养妻子"，却过早地生儿育女，徒然为家庭、社会、国家增添沉重的负担，使"分利者"增多，给国计民生带来种种不利。

梁启超反对早婚，提倡晚婚，这对房中养生保健非常有益，既有利于提高人口质量，又可减缓增殖速度，有利于控制人口的增长。梁氏独具慧眼，高瞻远瞩，提倡晚婚晚育，强调提高人口素质，这是很有创见的，直到今天仍然具有十分深刻的现实教育意义。

小贴士

合男女必当其年

南朝褚澄《褚氏遗书》："合男女必当其年。男虽十六而精通，必三十而娶；女虽十四而天癸至，必二十而嫁，皆欲阴阳充实，则交而孕，孕而育，育而子坚壮强寿。"从医学的角度看，最佳结婚年龄男方应为 25～27 岁，女方为 23～25 岁。

四、近亲不婚

我国《婚姻法》和《母婴保健法》都规定不允许近亲结婚。

（一）什么是近亲

近亲是指直系血亲和三代旁系血亲。

直系血亲是具有直接血缘关系的亲属，即生育自己和自己所生育的上下各代亲属。父方母方都包括在内。例如父母与子女、祖父母与孙子女、外祖父母与外孙子女等。

三代旁系血亲是三代以内旁系血亲的简称，三代旁系血亲由三代和旁系血亲构成的合成词。是相对于直系血亲而言的概念。

旁系血亲是具有间接血缘关系的亲属，即非直系血亲而在血缘上和自己同出一源的亲属。三代以内旁系血亲是在血缘上和自己同出于三代以内的亲属。这里的三代是从自己开始计算为一代的三代。简单说就是，替谁考虑就把谁当为第一代，向上查直到为同一父母而生为止。例如：

（1）亲兄弟姊妹：和自己同源于父母，自己是第一代，父母是第二代，所以亲兄弟姊妹之间是二代以内旁系血亲。

（2）伯叔、姑母、堂兄弟姊妹：和自己同源于祖父母，自己是第一代，父亲和伯叔、姑母是第二代，祖父母是第三代，而这些亲属都源于第三代，所以自己与伯叔、姑母、堂兄弟姊妹、姑家表兄弟姊妹之间是三代以内旁系血亲。

（3）舅父、姨母和表兄弟姊妹（姑家表兄弟姊妹除外）：和自己同源于外祖父母，自己是第一代，母亲和舅父、姨母是第二代，外祖父母是第三代，而这些亲属都源于第三代，所以自己与舅父、姨母、表兄弟姊妹之间也是三代以内旁系血亲。这种表述在文字上可以说是很清楚的，也是很好理解的，但对刚接触的人却是不易理解的，慢慢理解就好了。

堂兄弟是指自己叔伯的儿子。"亲堂"是指和自己同一祖父的堂兄弟。"表亲"，也称"中表之亲"，是指自己父亲的姐妹或母亲的兄弟姐妹的子女。有姑表和姨表之分。

附：直系和旁系血亲图表

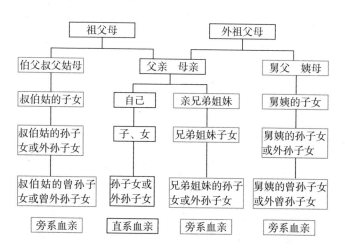

（二）古代亦近亲不婚

近亲结婚之禁在中国可谓源远流长，早在几千年前，我们的先人已知道了这一科学道理。《左传》中有"男女同姓，其生不蕃"的告诫，意思是说如果男女同姓结婚，那么他们的子孙后代就不会繁衍；《国语·晋语》中也有"同姓不婚，惧不殖也"的警示，意为同姓结婚的话，后代可能身体残缺、病痛缠身，甚至连生孩子都成问题。古人的认识与现代医学的优生思想是不谋而合的。

（三）近亲婚配危害大

我们看清代皇族的婚配，习俗是丈夫死后，允许妻子转嫁丈夫的弟弟，甚至可以转嫁儿子或侄辈。清人入关后，对皇室婚配逐渐限制。但近亲婚配和乱伦婚配依然存在。结果，使得其子孙生育能力越来越差，遗传越来越弱，子女夭折比例越来越高。清朝开国皇帝皇太极（崇德皇帝），享年51岁，他生前共有15位妃子，子女夭折率为20%。第二代顺治皇帝享年24岁，是位短命的皇帝，他生前共有18位妃子，子女夭折率为43%。第三代康熙皇帝享年68岁，据说他生前有55位妃子，子女夭折率为51%。第六代嘉庆皇帝享年59岁，生前共有14位妃子，子女夭折率高达57%。第八代咸丰皇帝生前共有19位妃子，却只生了两个儿子、一个女儿，大儿子出生不久就死了，女儿仅活到20岁，幸存的儿子就是后来的同治皇帝，只活了19岁。清朝统治中国近300年，最后三个皇帝竟然没有留下子嗣。同治、光绪和宣统都"绝后"。同治皇帝是咸丰皇帝和慈禧生的，他与众多的后妃宫女生活了两年零三个月时间，但没留下一点骨血。由于同治没有后代，慈禧太后只能选择了自己妹妹的儿子光绪即位（光绪的父亲是道光的嫔妃所生，而母亲是慈禧的妹妹），谁知光绪竟也没有生下一男半女。清王朝无奈选择皇室旁支宣统即位，宣统活到61岁，也是无子而终。到底是什么样的原因让爱新觉罗皇族绝后？答案是与满洲皇族的婚姻习俗有关。由于清朝末年皇族历代子孙身体衰弱、智力不济，很难在政治、军事、经济、文化方面有所建树，这就从根本上导致了清王朝的昏庸无能、政治经济衰败，最终使清王朝遭遇覆灭的命运。由此我们也可以看出优生优育对于我们民族的兴旺、国家的富强有着多么重要的意义。

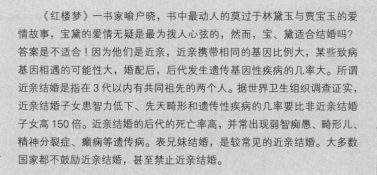

小贴士

近亲婚配不利优生

《红楼梦》一书家喻户晓，书中最动人的莫过于林黛玉与贾宝玉的爱情故事，宝黛的爱情无疑是最为拨人心弦的，然而，宝、黛适合结婚吗？答案是不适合！因为他们是近亲，近亲携带相同的基因比例大，某些致病基因相遇的可能性大，婚配后，后代发生遗传基因性疾病的几率大。所谓近亲结婚是指在3代以内有共同祖先的两个人。据世界卫生组织调查证实，近亲结婚子女患智力低下、先天畸形和遗传性疾病的几率要比非近亲结婚子女高150倍。近亲结婚的后代的死亡率高，并常出现弱智痴愚、畸形儿、精神分裂症、癫痫等遗传病。表兄妹结婚，是较常见的近亲结婚。大多数国家都不鼓励近亲结婚，甚至禁止近亲结婚。

第二章

备孕与求嗣

新婚夫妻度过了幸福的蜜月，自然而然地要考虑和计划什么时候要生育可爱的宝宝了。中国自古对"备孕""求嗣"有很多记载和研究，诸如受孕的时辰、时机、季节、环境，如何备孕等。

备孕是指夫妇双方对优孕的提前准备，孕前调理分为"身""心"两方面。中医强调五脏六腑要协调、阴阳平衡，不可太过与不及，气血须充足。备孕是优孕的关键，却往往最容易被忽略。与意外惊喜相比，期待中的宝贝则是父母爱的结晶、情的延续、灵的升华。恰当的孕前准备能让孩子决胜在起跑线上，孕前点点滴滴的付出和努力能无限扩大到孩子的未来上。

一、生殖的奥秘

怀孕，你们准备好了吗？

如何生育一个健康、聪明、美丽、可爱的宝宝呢？让我们为你揭开谜底。

（一）《黄帝内经》的生殖智慧

《黄帝内经》告诉我们，人体必须当"肾气盛""天癸至""任脉通""太冲脉盛"时方可有子，这可谓是中医生殖之法宝。

1. "肾气（精）盛"是孕育的根本

如果问年轻朋友们，孕育的根本是什么？也许你会感到困惑。实际这个问题并不难回答，那就是肾精和肾气。

肾精，侧重于提供孕育的物质保障，禀受于父母，主管人类的生育繁衍，所以又称生殖之精。肾气，则侧重于实施生殖、生长和发育等各项任务。每个人的生殖功能都受到肾精和肾气的影响。肾精在生理活动过程中，不断地消耗，又不断地得到补充，生生不息。新生命是从男施女受，阴阳两精结合开始的。肾藏精，精化气，肾精和肾气都是生长之源，生命之根。它们对人体的繁衍、生殖机能旺盛、生长发育起着决定性作用，中医所说的"肾为先天之本"以及"肾者……精之处也"就是这个意思。在人的一生中，肾气主导着人的生命和活力。女子二七，即 14 岁左右，男子二八，即 16 岁左右，进入肾气（精）旺盛阶段，肾气（精）化生天癸。性腺随之发育成熟，女性月经按时而至，男性精气溢泻，性机能成熟，生殖能力旺盛，此时方能繁衍后代。所以《傅青主女科》提出了"妇人受妊，本于肾气之旺也"；还有近代的《医学衷中参西录》也说"肾气旺自能荫胎也"。这些都说明肾气（精）旺盛是生殖的根本。

2."天癸至"是孕育的前提

天癸，乍一看似乎感觉有些神秘，然而我们揭开它神秘的面纱，就顿悟其中了。天癸中的"天"表示自然，与生俱来的意思。"癸"在天干中属水，代表肾精。天癸是具有促进机体性腺发育和增强生殖功能的一种物质，来源于先天之精，具有化生精血，使男女具有生殖能力的作用。所以，《内经》说："天癸者，阴精也，盖男女之精皆主肾水，故皆可称为天癸也。"当人体生长发育到青春期，也就是上面说的女子二七，男子二八，肾精旺盛到一定程度时就产生天癸了。天癸作用于女性胞宫，使女性产生月经，作用于男性睾丸产生精子，并开始有了生育能力，为孕育胎儿准备了条件。反之，进入老年，由于肾精衰少，天癸由少而至衰竭，于是月经闭止，生育能力也随之而丧失了。由此可见，肾精充、天癸至是决定女性发生月经、男性产生精子、男女结合孕育胎儿的前提。

从现代医学的角度看，"天癸"可能是性激素，或者是与性激素有关的物质。

3."任脉通"是孕育的条件

我们人体前后各有一条经脉，称为"任督二脉"。任脉是在前面，位于人体腹部正中线，从会阴处上行到鼻唇之间的人中。任脉担负着调节月经，主管女性生殖功能的重任，所以称"主胞宫"，"任脉通太冲盛，月事以时下，故有子"。如果女性任脉不通了，月经和生育都会出问题。位于人体后面背部正中的脉叫督脉，负责着全身的阳气，任脉和全身都需要阳气的温煦才能保证各司其职。但相对于任脉来说督脉与男性的关系更为密切，因为它决定着男性的生殖机能。然而，对男性和女性来说，任督二脉都是必不可少的，它们就像人体的两条手臂一样，缺一不可。我们平时要有意识地锻炼任督二脉，对生殖系统的发育成熟是有好处的。

4."太冲脉盛"是孕育的保障

太冲脉又是哪条脉呢？太冲脉，即冲脉，是通往子宫、卵巢的这条脉。它也起于会阴，然后沿着任脉的两边分叉后往上循行，在人体前面与任脉相交，在后面与督脉相交，连接任督二脉。同时，太冲脉还联络肾脏，直接启动生殖之根。冲脉能调节十二经气血，故称为"十二经脉之海"。冲脉与生殖机能关系密切，冲、任脉盛，月经才能正常排泄，所以古人把冲脉形象地比喻为"血海"。冲脉对于女性的排卵、第二性征乃至生育都是至关重要的。

肾气盛，天癸至，任脉通，太冲脉盛，月经就按时来潮，具备了怀孕生子的能力了。一般来讲，女性月经28天为一个周期。肾 - 天癸 - 任脉 - 冲脉 - 胞宫形成了生殖系统链，共同担负着月经来潮、第二性征出现、孕育生命的重任。

（二）胞宫

1. 胞宫的作用

胞宫，也称女子胞、子宫、子脏、血室等等。古人把帝王、神仙居住的地方称为"宫殿"，胎宝宝是何其珍贵，所以其居住的地方称为胞宫。胞宫是令女性非常骄傲的器官，因为有了它，女性才被称为伟大的母亲，胞宫是女性孕育生命的摇篮。

古人早就认识到胞宫是女性孕产的器官。女性在发育成熟后，月经应时来潮，便有受孕生殖的能力，此时，两性交媾，两精相合，就构成了胎孕。"阴阳交媾，胎孕乃凝，所藏之处，名曰子宫。"受孕之后，月经停止来潮，脏腑经络气血皆下注于冲任，到达胞宫以养胎。胎儿在胞宫内生长发育10个月左右，就从胞宫娩出，呱呱坠地，新生命便诞生了。所以说胞宫是孕育胚胎和胎儿之处。

2. 保养胞宫要养肝脾肾

胞宫可不是孤军作战，它有三驾马车保驾护航，帮助其完成孕育胎儿这个重任。

第一是肝脏。肝具有藏血功能，使血液像源泉一样，不断地为胞宫输送营养；肝还有疏泄功能，可使女性气机调畅，任脉通，太冲脉盛，月经如期而至；另外，女性的经、孕、胎、产、乳都依赖于肝之藏血和疏泄功能，故《临证指南医案》卷九说："女性以肝为先天。"

第二是脾脏。脾主运化，主生血，摄入的饮食通过脾胃化为气血，营养全身，使女性上为乳汁，下为月经，在怀孕期间营养胞宫，保证胎儿的营养，这个过程是由脾胃完成的。另外，脾还担负着统摄血液的任务，就是使血液在脉中正常循行而不溢出脉外。

第三是肾脏。肾为先天之本，主藏精，生髓。肾脏像女子胞的上级领导一样，主宰着女子胞的生殖能力和胎儿的生长发育。肾中精气的盛衰，关乎着天癸的至竭、月经、孕育。

（三）卵巢

1. 卵巢的作用

卵巢，顾名思义，就是卵子的"美丽家乡"，诞生卵子的"花园"。是女性独有、让女性焕发青春魅力的器官。卵巢位于子宫两侧，呈椭圆形，重量仅为5～6克，也就是杏核那么大，左右各一，由韧带悬挂于女性骨盆内子宫的两侧。人们常把卵巢比喻为一对孪生姐妹，但却"老死不相往来"，尽管这对孪生姐妹外表不怎么漂亮，大小也微不足道，但她们却是女性身体里最重要的器官，在女性的一生中扮演着重要角色。

先说孕育胎宝宝。女性青春期后，体内的卵泡就开始发育，每28～30天就有1～2个卵子发育成熟，每个月都会挑最优秀的送出去，然后卵子会挑选强壮的精子做伴侣，当它选定"如意郎君"后，就会产生孕激素，帮助受精卵在女子胞安家落户。

再说卵巢与女性青春。卵巢分泌雌激素、孕激素等多种激素和生长因子。因为雌激素促进女性多个器官的生长发育，包括输卵管、子宫、阴道、阴道腺、阴蒂等。同时又使女性保持她的第二性征：体态丰腴，亭亭玉立，乳房隆起，臀部浑圆，肩窄臀宽，嗓音尖细。女性皮肤光滑、亮泽，特别是青春期的少女，焕发着青春的光彩，这除了种族、遗传、水土、气候、营养等因素之外，与体内雌激素的分泌有重要关系。雌激素使皮肤表皮增厚，抵抗力增强，从而使皮肤有弹性、有光泽。如果卵巢功能衰退会出现月经不调、阴道萎缩干涩、排卵率低、性生活障碍等生殖系统问题。所以，卵巢需要经常保养哦！

2. 卵巢的保养

（1）饮食保养

1）饮食要清淡：不要过多地吃甜食，因为身体摄入过多的糖分会造成情绪波动大，容易产生焦虑等负面影响；不要过多地摄入盐分，否则不利于体内的水分往外面排出，会影响卵巢的正常排卵，严重者会损害卵巢，引起月经不调。

2）多吃富含纤维素的食物和豆类：纤维素可以帮助清除体内过量的雌激素，降低因雌激素过量引起肿瘤的风险，促进胃肠蠕动，减少便秘现象。如蔬菜、豆类、大麦、荞麦等。多吃豆类食物，尤其是黄豆，可以有效地为女性体内补充天然植物激素。双向调节体内激素平衡，起到调节内分泌的作用。

3）远离冰冷辛辣等刺激性食物：冰冷的饮料、雪糕或者冰淇淋，哪怕是在炎热的夏季，也不可多吃，这是因为冷食会引起气滞血瘀、寒湿凝滞，最后导致月经后期、痛经等；过食辛辣助阳之品，可致脾胃积热，热扰冲任，血海不宁，导致月经周期延长、崩漏、赤带等；拒绝碳酸饮料如可乐、雪碧等，这些饮料含有大量的碳酸，经常饮用会影响人体对钙质的吸收，降低肠胃的消化能力，使卵巢早衰。

（2）起居保养

1）月经期间注意休息：睡眠质量好对卵巢无疑是很好的保养方法，充分的睡眠可以通过大脑皮层，使内分泌轴的活动更为和谐，雌激素的释放与分布更加均衡。长期熬夜会使神经内分泌系统功能失调，激素分泌失衡，对卵巢功能产生不利的影响。

2）适当运动：运动可使全身气血流通，新陈代谢和血液循环加快，机体免疫力提高，卵巢可得到充分的氧气与养分，代谢增强，功能始终处于优质状态，从而保证体内雌激素的足量分泌，是女性保持卵巢健康和生命活力的重要途径，对生殖系统功能大有裨益。建议每周运动5次左右，可根据自身情况选择运动项目，健美操、瑜伽、快走、打球、游泳、舞蹈等都是不错的运动方式，每次运动时间30分钟左右。

3）乐观情绪：情绪对人体的健康有极大的影响。肝主疏泄，可使情绪舒畅，全身气机顺畅。而处于暴躁、恐惧、紧张、压力过大等心理状况下会造成肝气不舒，甚至肝郁化火，从而影响卵巢的功能。所以女性应注意尽量保持乐观的心态。

（3）中医药保养

1）穴位按摩：保养卵巢可以经常按摩两个穴位，一个是"关元穴"，在肚脐直下四指（本人手指）宽的位置；第二个是"三阴交穴"，在内踝踝尖往上四指的位置。经常按摩这两个穴位可以保养卵巢，缓解女性月经期间的综合征，减缓月经痛苦。

2）内服中成药：很多中成药都有保养卵巢的功效，如六味地黄丸、逍遥丸和五子衍宗丸。其中，六味地黄丸有滋补肾阴的功能，用于肾阴虚的女性；逍遥丸有疏肝健脾，养血调经的作用，用于肝气不舒，月经不调者；五子衍宗丸主要作用是补肾益精，用于肾虚精亏所致的不孕。这些中成药虽然都具有保养卵巢的作用，但建议在中医医师的指导下使用。

3）中药熏蒸：请中医医师按照本人的具体情况，开具外用的中药熏蒸处方。用中药蒸汽对小腹和少腹（小腹的两侧）部进行直接熏蒸，通过腹部皮肤、穴位的吸收渗透，达到疏通经络、调和气血、保养卵巢的目的。

（四）卵子与精子

1. 母亲的种子——卵子

卵子是女性生殖的种子，诞生在神秘的卵巢。卵巢就好像生产卵子的"花园"，里面种植了很多"种子"，即卵子。然而，要想"种子"优质，就必须定期给"花园"施肥、灌溉，于是，卵巢就产生了"肥料"，这种肥料就是天癸，即现代医学所说的卵巢分泌的雌激素和孕激素（也叫黄体酮），任务就是使女性生殖器官更好地生长发育，让女性第二性征如期出现，为迎接精子做准备。

卵子呈无色半透明、圆球状，外层被一层透明的薄膜保护着，看起来像一个悬浮在天体中的漂亮的星球。卵巢在每个月都会定期地排出一个成熟的卵子。当然，在特殊情况下，也可能有两个卵子同时排出。排卵的时间，一般在月经周期的第 13～15 天。

正常女性一生中只能成熟 300～400 个卵子，并由左右两侧的卵巢交替排出。这种排卵现象必须是每隔一段时间进行一次，正常情况下不可能在短时间内多次排卵。卵子一经成熟排出，只能存活 12～24 小时。卵子就像一朵美丽的昙花，独行在输卵管中，在短短的十几个小时内等待着遇到精子，卵子与精子胜利汇合后共同营造小生命的巢穴。然而，与精子相遇，是非常不易的。如果没有遇到精子，在排出后 6 个小时它会开始老化，12 个小时后"昙花"就会"枯萎"。半个月后随着月经来潮，这个卵子就随经血一同排出了。在下一个月经周期，卵巢又将用同样的方法排出另一个成熟的卵子。如此循环往复，直至 25～30 年后卵巢功能衰退为止。

2. 父亲的种子——精子

精子是男性生育的"种子"，"种子"质量的好坏直接决定了"庄稼"是否苗壮。

精子是怎样产生的？让我来告诉你这个秘密。男性的睾丸是制造精子的"工厂"，工厂里还有"车间"，就是睾丸里的细细长长、弯弯曲曲的管道（现代医学称曲细精管），精子就诞生在这里。精子的诞生可不容易哦！首先，精子的诞生需要"动力"，就是中医所说的"天癸"。天癸相当于西医所说的内分泌系统，成年男性的睾丸在脑垂体分泌的促性腺激素的作用下，分泌雄性激素，性激素起着指挥和操纵精子的发育成长的作用。精子的生产量很大，男性两只睾丸总重量 20～40g，每克睾丸每日可生产 1000 万个精子，每日总共产生 2 亿～4 亿个精子，这个数量是多么惊人啊！正常成年男子一次射出的精液量为 2～6mL，每毫升精液中的精子数应在 6000 万个以上，有活动能力的精子占 60% 以上，异常精子在 30% 以下。如精子达不到上述标准，就不容易使女方受孕。精子又非常"娇嫩"，有人做过实验，将雄性动物置于 38.5℃ 环境中 55 分钟后，生育能力就会下降。其他很多因素都可导致精子发育障碍，如严重的空气污染，汽车尾气和工业废气含的一氧化氮、一氧化硫、铅等物质最容易破坏精子质量，长期处于这种污染的环境中，会降低男性精子活力，影响精子和卵子的结合能力，严重者会导致死精症，诱发男性不育；疲劳久坐如出租车司机、货车司机的生殖能力下降最明显；放射线辐射、高温、饮酒嗜好、吸毒等因素也会导致精子畸形，甚至死亡。精子与卵子一样，都非常重要，缺一不可，所以需要呵护备至，优化精子的质量，才会提高"中靶率"。

二、求嗣之道

道，事物的规律或真理。求嗣之道，一定是求嗣的规律喽！

古人求嗣之道是：男养精、女养血。

精就是指肾精，血指气血。大家都知道，生命诞生的条件是男子要有健康的精子，肾精旺盛，精子充盈随时溢泻；女性要有正常的卵子，只有这样，男女交合，精卵结合，形成胚胎后才可生育子女，除此之外，女性的月经来潮、授乳，都需要气血做保障，故又有"女性以血为本"之说。这就是男养精，女养血的目的。所以古人说："求子之方，不可不讲。夫男子以精为主，女性以血为主，阳精溢泻而不竭，阴血时下而不愆，阴阳交畅，精血合凝，胚胎结而生育蕃矣。"

清朝医学家沈金鳌，博学多识，对妇科很精通，一生中写了很多医学著作，其中一部影响较大的妇科名著名为《妇科玉尺》，之所以取名玉尺，意思是玉尺量物，准确无误。其中在求嗣篇中提出了求嗣的两大关键，即："有夫妇，则有父子。婚配之后，必求嗣续固已，而求嗣之术，不越男养精，女养血，两大关键。"多么精辟的归纳和总结啊！

（一）男养精

清代沈时誉《医衡·聚精论》说："聚精之道，一曰寡欲，二曰节劳，三曰息怒，四曰戒酒，五曰慎味。"

1. 养精须寡欲

寡欲，就是节欲的意思，是针对过度的性生活而言的。

（1）纵欲的危害：恣情纵欲必然会使精气耗损，正气大衰，不利于优生。古人甚至说"淫声美色，破骨之斧锯也"，可见房欲太过会产生多么严重的后果！大家想想，古代皇帝可谓三千佳丽，很少有哪个皇帝能寿终正寝。历史上还有些人"阳痿不能快欲，强服丹石以助阳"，其结果是不知有多少人为此丧命。唐代著名文学家韩愈，晚年有两个年轻美妾。因阳事不举，他便轻率服用硫黄企图壮阳，结果导致丧命，去世时才56岁。有白居易的《思旧》诗中的"退之服硫黄，一病讫不痊"为证。柳宗元的姐夫崔简任连州太守，也曾服用钟乳石壮阳，结果50岁就丧失性命。这些都属强欲之祸。现代人图一时之快，也有随意服用"壮阳药"伟哥的，结果怎样，还不是伤害了自己的身体。房事过于频繁，精液稀薄，精子还没待成熟就排出来，或者精子数量少，质量差，活动能力弱，根本不能受孕，即使是受孕了，胚胎也必定是羸弱的，孩子出生后会体弱多病。中医把以上情况称之为"薄精"。薄精多不孕育，即使孕育，其子也禀赋脆弱，先天不足。另外，纵欲会使精子畸形率增加，"种子"畸形是优生的大敌，不仅有可能造成女方流产，还可能孕育出畸形儿给家庭和社会带来沉重负担。

（2）节欲养精：当然，寡欲，并不是无欲，而是指适当收敛。唐代孙思邈告诫后人："胎产之道，始求于子，求子之法，男子贵在清心寡欲以养其精，女性应平心定志以养其血。"这就说明了节欲养精的求嗣之要。那么，如何才能做到恰到好处呢？要养精蓄锐，房事适宜，房事过频不宜受孕，但也不要房事过少。因为精子在附睾中成熟约需15天左右，排卵期前节欲7～10天较为适宜。房事间隔时间过长则精子老化，数量和活力、活动率都受到影响，房事间隔过短则精子幼稚，也对孕育不利。

2. 养精须节劳

过劳是身心过于疲劳甚至透支。

（1）过劳的危害：在现代的日常生活中，有很多过劳的问题，譬如长时间看电视、电脑、手机造成的眼睛疲劳；长期思虑、忧郁、恼怒过度等情志因素造成的心理疲劳；长期在噪音中工作的听力疲劳；长期伏案工作、熬夜、远途跋涉、长期加班造成的身体疲劳等。当然也包括房劳，房劳已在上面谈到，在这里就不赘言了。过度的劳心劳力很容易损伤人体的真精和气血。正如清代医家沈金鳌说："精成于血，如目劳于视，则血于视耗；耳劳于听，则血于听耗；心劳于思，则血于思耗。如随事节之，则血得其养，故贵节劳。"就是对过劳后的结果以及精血贵在养的概括。所以古人说："人卧血归于肝，肝受血而能视，足受血而能步，掌受血而能握，指受血而能摄。"人的一切活动均由血液所供养，过劳必伤其血，耗其精。其言简明精辟，其理不外保血养精。

（2）劳逸结合：如计划要孩子，一般至少要在妻子怀孕前三个月，就要有意识地调整作息，千万不要太过疲劳，尽量不加班，不熬夜，少出差，让身体充分放松，好的身体状态可提高精子的质量，有益于受孕。计划怀孕前，要做到：出不远行，行不疾步，耳不暴听，目不极视，坐不久处，立不至疲，卧不至懵。做到这些，您一定会如愿以偿地收获自己的喜悦。

3. 养精须息怒

（1）七情平和容易受孕：七情是喜、怒、忧、思、悲、恐、惊七种正常的情绪。身处复杂的社会环境中，人的这些情绪的出现是很正常的，但是，如果这七种情绪过度了，就会影响人的健康，自然也会影响到生殖系统的正常功能。这些不良心理状态会使女性不能正常排卵，男性制造精子的能力下降。有研究显示，夫妻在静心宁神、气息平和、思维敏捷、体力充沛、情绪舒缓状态下受孕得到的孩子发育良好，不但少得病，而且聪明，俊秀，寿命还长。

中医还认为性生活的协调对优生有很大影响，主张性交之前首先要"神交"，夫妻双方都要激发起强烈的欲望，然后配合协调，获得充盈的精血，交合受胎，才有利于优生。这一点，我们也是有理论依据的，如《妇科玉尺》说："男女情动，彼此神交，然后行之，则阴阳和畅，精血合凝，有子之道也。"

（2）恼怒焦虑不利求嗣：当男性常常处于恼怒、沮丧、失落或精神过度紧张的状态下时，精子数目会大大减少，甚至完全丧失制造精子的能力。据报道，第二次世界大战中被关押在集中营的男性战犯，精液检查时发现精液量减少，精子活力普遍降低，这一事实说明男人在极大压力之下，会削弱或完全失去生殖能力。现代医学对于男女精神心理因素与优生的关系的研究，与中医学的理论有相通之处。美国一项性科学研究表明：女性在达到性高潮时，血液中氨基酸和糖分能够渗入阴道，使阴道中精子的运动能力增强；同时，小阴唇充血膨胀，阴道口变紧，阴道深部褶皱伸展变宽，便于储存精液；平时坚硬闭锁的子宫颈口也松弛张开，使精子容易进入。而性快感与性高潮又促进子宫收缩及输卵管蠕动，有助于精子上行，从而达到受精的目的。数千万个精子经过激烈竞争，强壮而优秀的精子与卵子结合，孕育出高素质的后代。当家庭出现不愉快的事件时，夫妻处于焦虑抑郁或激动暴怒等状态及有沉重的思想负担时，最好暂不受孕怀胎。在实际生活中也发现，有的夫妻结婚多年不育，精子数量总也上不去，根本原因是夫妻感情不好，男方心理压力极大，精子生成越发困难。

4. 养精须戒酒

古人说酒能动血，使气血上逆，所以人在饮酒后会面赤，手足发红，伤耗气血，以致很长时间不能同房，待数月保养，精子稍稍得以恢复，然而常因一夜大醉，使精子损伤。酒性辛热，热能伤阴。酒的主要成分是乙醇，它可以通过血液循环很快进入人体各组织细胞，过量饮酒会使睾丸萎缩，导致精液的质量下降。古语道："酒后不入室。"中医把醉酒入房视为性事大忌。

《素问·上古天真论》说："醉以入房，以欲竭其精，以耗散其真，不知持满，不时御神，务快其心，逆于生乐，起居无节，故半百而衰也。"酒是刺激性很强的物质，多饮则可乱人本性，故酒后多妄为而不能自制，若酒后行房，容易导致房事过度，伤肾耗精。了解了这些，爱喝酒的男性朋友，你还敢这样肆无忌惮地嗜酒吗？建议有生育计划的男性，三个月内最好不要喝酒，这样才能保证受孕后胎儿的健康。

小贴士

古人谈戒酒

《妇科玉尺》云："酒能动血，凡人饮酒则面赤，是扰其血也。血气既衰之人，数月无房事，精始浓而可用。使一夜大醉，精随薄矣，故宜戒酒。"

5. 养精须慎味

精子需要养护，食物是最直接的养护方法。

（1）大鱼大肉不利养精：古人告诫，浓郁之味，不能生精。浓郁之味就是高脂肪的动物肉类，其中含有大量饱和脂肪，吃多了会影响精子的数量和质量。中医认为，过食肥甘膏粱厚味，非但不能化生气血、津液，养五脏强六腑，反而伤脾胃生痰湿。建议您大鱼大肉要有节制。当然，并不是说一点也不摄入脂肪类食物，因从现代研究来看，适量脂肪有助于体内合成性激素。性激素主要是由脂肪中的胆固醇转化而来，胆固醇是合成性激素的重要原料，脂肪中还含有精子生成所需的必需脂肪酸，如果必需脂肪酸缺乏，不仅影响精子的生成，而且还可能引起性欲下降。肉类、鱼类、禽蛋中含有较多的胆固醇，适量摄入有利于性激素的合成。尽量少吃猪肉，可多选择鱼类、禽类食物，尤其是多吃深海鱼，深海鱼中含有的必需脂肪酸，参与了激素的产生和平衡，有益男性生殖健康。

（2）家常便饭壮体补精：古人还说，淡泊之味，乃能补精。淡泊之味就是既清淡又富有营养的食物，建议多食瘦肉、深海鱼虾、牡蛎、鸡蛋、谷类、豆类、蔬菜、水果等食物。这些食物最能补益脾肾而养精。从现代医学研究来看，这些食物富含优质蛋白质，蛋白质是生成精子的重要原材料，还含有促进大脑发育和增强体质的营养元素，对准备怀孕的夫妻十分有益。这些食物中还富含矿物质和微量元素，如锌、硒等，它们参与了男性睾丸酮的合成和运载，同时帮助提高精子的活动能力，有利于受精等生殖生理活动。锌是微量元素的一种，在人体内的含量以及每天所需摄入量都很少，但对机体的性发育、性功能、生殖细胞的生成却能起到举足轻重的作用，有利于胎儿神经系统的生长发育，锌缺乏会影响神经系统和生殖系统的发育。有人将其形象地比喻为"生命的火花""婚姻的和谐素"。锌还与大脑发育和智力有关。孕前适当补锌对胎儿神经发育益处很大。硒也与生殖系统的生理功能有关，男性体内的硒有20%～40%作用于生殖系统，硒也因此有"男人的体内黄金"之称，缺硒会减少精子活动所需的能量来源，使精子的活动力下降。蔬菜、水果中富含维生素，维生素是男性生殖所必需的，对提高精子的成活率和质量有很大的帮助。维生素 A、E、C 都有延缓衰老、减慢性功能衰退的作用，还对精子的生成、提高精子的活性具有良好效果。维生素 C 是知名度最高的营养素，可提高人体免疫力，预防病毒的传播。维生素 E 能提高精子的成活率和质量。缺乏这些维生素，常可造成精子生成的障碍。男性如果长期缺乏蔬果当中的各类维生素，就可能有碍于性腺正常的发育和精子的生成，从而使精子减少或影响精子的正常活动能力，甚至导致不育。

小贴士

富含微量元素锌、硒和维生素 C、A、E 的食物

富含锌的食物：植物性食物中含锌量比较高的有豆类、花生、芝麻、小米、萝卜、大白菜等；动物性食物中，以牡蛎含锌最为丰富，此外，虾类、牛肉、鸡肝、蛋类、羊排、猪肉等含锌也较多。

富含硒的食物：如海带、墨鱼、虾、紫菜等。

富含维生素 C 的食物：绿叶蔬菜、青椒、番茄、辣椒、菜花、土豆、杏、苹果、桃等。

富含维生素 A 的食物：主要有肝脏、鱼类、海产品、奶油和鸡蛋等动物性食物，以及橙黄色和绿色蔬菜如胡萝卜、韭菜、油菜、荠菜、马兰头等。

富含维生素 E 的食物：存在于各种油料种子及植物油中，在谷类、坚果类和绿叶蔬菜中都含有一定量的天然维生素 E。特别是种子的胚芽中如玉米、小麦胚油、豆油、芝麻、葵花籽油、菜籽油、花生油和棉籽油中含维生素 E 也很丰富。

（二）女养血

血对女人的一生，尤为珍贵。血是女人的根本，养血，是女人一生的功课。

女性有经、孕、产、乳的特殊生理现象，月经以血为物质基础，孕期以血养胎，分娩赖气血化为产力并需阴血濡润产道，产后乳汁与血同源，这其中每一生理过程均以血为用，特别是对于备孕女性来说，养血就显得更重要。正如《景岳全书·妇人规》所云："妇人所重在血，血能构精，胎孕乃成。"充盈的气血是母体健康的前提条件，无论是为了自己的身体健康，还是为胎儿提供一个良好的生长环境，都应做好孕前的养血调理，才能迎接体格强壮的宝宝。养血要先从调理脾胃做起，脾胃为气血生化之源，脾胃健运，则气血充盈。怀孕前期养血的最佳途径，无疑是食补。

1. 养血要补气

中医认为，气为血之帅，血为气之母，概括了气与血的关系。气血都是构成人体生命活动的基本物质，"气为血之帅"包括气能生血，气能行血，气能摄血。"血为气之母"是指血为气之载体，血能生气。二者互根互用，相互依存。

气能生血，血液的物质基础是精，而促使精化为血液，则有赖于气的作用。如，脾气旺盛健运，则化生血的功能亦强，心血和肝血充盈，表现于外则面色红润、两目视物清晰。若脾气虚不能消化与吸收营养，就会导致心血虚或肝血虚，表现于外则面色不红润、两目无神、视物昏花、气短乏力等，所以说"气旺则血充，气虚则血少"。故在临床治疗血虚证时常配以益气药物，其道理就是气能生血。

气能行血，血液循行的动力是气的推动。故《血证论·阴阳水火血气论》中说：运血者，即是气。具体体现在心气的推动，肺气的敷布，肝气的疏泄等方面。在病理上，气的功能障碍，如气虚或气滞、气逆，也常可引起血行不利，可导致肝经血瘀、两胁刺痛，或经闭腹痛。所以血瘀所致月经不调，在活血化瘀时可用补气、行气、破气、降逆等药物以达治本之目的，获得满意疗效。

气能摄血，主要指脾气对血液的统摄作用，如脾气虚，统摄功能失常，则血溢脉外，可导致出血证。如子宫出血、月经淋漓不断等。所以治疗因气虚而导致的出血证时，当以补气摄血为主，气盛统摄有权，血可自止。

调补气血多喝粥

女性最快的补气养血方法就是喝粥。小米、糯米甘温补气养血较一般白米作用强，红糯米的补血作用就更强。红糯米就是红色的糯米，民间俗称血糯。这种米营养价值很高，品种也很稀奇，在清朝时曾被定为"宫廷御米"。在《红楼梦》第75回里有这样一个细节：晚饭时分，贾母提出想要喝粥，在一旁服侍的尤氏赶忙命人去准备，可吃饭的时候，贾母发现只有自己碗里是红色的粥，其他人都是白米粥，觉得非常奇怪。这时坐在一旁的王夫人赶忙解释说，这道粥精细珍贵，都是可着吃的做。然后，贾母吃了几口红糯米粥，又吩咐人把剩下的粥给凤姐送去，送这道红糯米粥是为了治疗王熙凤的崩漏之症。可见贾府深知中医养生的道理。红糯米如再配合红枣效果更佳，能补中益气，养血安神，为补益气血之良药。

2. 养血要润津

津液与气血之间是相互转化的，《灵枢·痈疽》认为津液经孙络渗入血脉，成为化生血液的基本成分之一。从现代医学讲，血液的主要成分就是血浆，血浆的主要成分是水。现在很多急症患者，医院为其输生理盐水，就是因为"水入于经，其血乃成"。气血足了，慢慢就会有抵抗力了。

津液还有一个作用，就是行血。清代医学家周学海的《读医随笔·气血精神论》认为，津液可以"使气血得以周行通利而不滞者此也。凡气血中不可无此，无此则槁涩不行矣"。他对此做了一个形象的比喻，他说血与津的关系就像舟与水，没有水的话，舟就没办法行走，这样也容易导致血瘀。所以补血养血的同时还要注意养阴，如此才能让气血流畅。

平常可选购些性味平和的滋阴生津、滋阴养血药品。其中滋阴生津的有天冬、麦冬、生地、玄参、石斛、玉竹、沙参、知母等中药。滋阴养血的有熟地、首乌、黄精、阿胶、龟胶、女贞子、旱莲草等中药。从中选择2～3味，水煎服，或开水冲泡当茶饮。

小贴士

孕前补血第一圣果——红枣

"一日三枣，红颜不老。"这是对红枣的赞誉，红枣是女性补血的第一圣果。备孕期间吃红枣，可以益气补血、安神养血，大枣中的氨基酸、维生素、核黄素及各种微量元素都是人体不可或缺的营养物质，有利于胎儿神经系统发育，促进胎儿智力发展。红枣生吃、熟吃、蒸、煮、熬汤皆可，营养丰富，健脾养胃，益血宁神。不过，红枣中含糖分比较多，吃多了会导致脾胃积滞，并不是越多越好，所以要有节制，否则会适得其反。建议备孕期间每天可以吃5～7颗红枣。

3. 养血要调经

月经不调是成年女性的常见问题，备孕期间，对月经先后无定期的调理是当务之急。

月经周期或前或后1～2周者，称为"月经先后无定期"。又称"经水先后无定期""月经愆期""经乱"。本病属月经周期的异常，表现无一定规律，可以连续提前2个周期，又见一次延后，也可以连续2个周期推后，忽见一次提前，或见前后错杂更迭不定。

（1）调经要暖宫：暖宫是针对宫寒而言。顾名思义，宫寒是子宫寒冷的意思。

1）宫寒的原因：一是阳虚体质，体内阳气不足，四肢发凉。二是平素爱吃冷饮，夏日贪凉，将空调温度调得过低；或春秋两季露脐、露肩、露膝；冬天着装单薄，"美丽冻人"，这些习惯都易因寒冷邪气侵袭而导致宫寒。

2）宫寒的表现：小腹发冷，白带清稀，痛经，月经周期延后，月经量少且色黑，有血块，闭经等。

3）宫寒的调理

保暖：女性属阴，不要过长时间待在空调房里；不要穿露肚脐的衣服；不要在寒冷季节穿裙子。

饮食：夏天不要吃过多的冷饮、瓜果等寒凉食物。平时要多吃热性食物如生姜、巧克力、红糖、大枣、桂圆、荔枝、核桃、花生等。

运动："动能生阳"的理论。通过运动，可以提升自身体内的阳气。可进行户外慢跑或快走、瑜伽、太极拳等运动，能够补充阳气，但一定要坚持。

热灸：点燃艾条，灸关元；或将炒热的粗盐装入布袋中敷在穴位上，连敷三年。

泡脚：每晚煮艾叶水泡脚，水位尽量高点，至少要没过脚踝，时间15～20分钟。

（2）调经要带脉通：我们的身体里有很多经脉，有纵向的，有横向的，大多数经脉都是纵向的，如十二经脉、督脉、任脉等，只有带脉是横向的。

1）带脉的作用：带，腰带的意思。带脉就像腰带一样围绕腰腹部一周，系在纵向经脉上，沿髋骨上缘斜行到小腹。那么，带脉别出心裁地在这里，到底有什么作用呢？答案是带脉有"约束诸脉"的作用。带脉一方面能约束纵行的经脉，如足三阴、足三阳，以加强经脉之间的联系。另一方面，带脉还有固护胎儿和保护女性重要的生殖器官如子宫、卵巢、输卵管的作用。所以，带脉一旦堵塞，就会造成身体多条经络都堵在腰腹处。哪些原因会导致带脉不通呢？如露脐装，带脉喜暖怕寒，腰腹部暴露在外，寒气通过皮肤进入经脉，在体内积累多了就会引起带脉失调；过凉的饮食，会使带脉受寒，气血不畅，引起宫寒、痛经、不孕；太松软的床、沙发，时间久了会使脊柱发生弯曲，带脉发生松弛，功能降低。

2）带脉的调理：针对上述原因调整生活习惯，育龄女性千万别总穿露肚脐的衣服，"美丽冻人"而影响生育能力，饮食要注意不要贪凉，以及不要睡太软的床和沙发。如果能养护好带脉，就像驾车时系好安全带一样，增加了您的安全系数，让您获得更美好的生活和健康。

（3）调经要平肝气：肝气郁结是女性最多见的难孕因素。大多是由于长期情志不舒、思虑过度、精神紧张、盼子心切等精神压力过大出现的难孕。我们身边有的女性结婚后多年不孕，自从抱养了一个孩子之后，居然怀孕了，这显然就是精神压力过大导致的难孕。中医认为，肝气郁结会导致肝失疏泄，冲脉和任脉失调，因而会影响到生育。女以血为本，长期情志不舒、思虑过度就会逐渐导致女性气血运行不畅，气滞血瘀，表现为月经不调、经前乳房肿块和影响生育。建议夫妻双方应了解生殖健康常识，舒缓心情。另外，夫妻可以适当地外出旅游，散心。重要的是，夫妻双方应互谅，维持良好的夫妻关系。不孕的女性还可以转移注意力，丢开思想包袱，这样更有助于怀孕。

小贴士

常用的养血中药

充足的气血对于女人来说是相当重要的。一般要在中医辨证基础上，由医生指导，施以养血的中药。常用药物如当归、何首乌、熟地、枸杞子、阿胶珠、白芍、黄精、鸡血藤等。补血的中成药也很多，如传统的四物汤、当归补血汤、十全大补方、人参养荣丸等，这些均是经多年临床实践证明有效的中医治疗血虚的经典方剂，至今仍在沿用，有气血亏虚的女性朋友可以坚持吃一吃。

4. 孕前需壮骨

（1）壮骨先强肾：备孕壮骨很重要，因为胎儿的骨骼发育依赖母体的营养，骨骼的生长发育关乎着宝宝身体强健。胎儿的骨质依赖母体供给。若母体在孕期肾精不足，骨髓化生乏源，骨失所养，在小儿出生后，就会出现骨软无力，囟门迟闭，发育迟缓；另外，牙齿属人体骨骼之一，中医认为"齿为骨之余"，若母体肾精亏虚，齿失所养，则小儿牙齿生长迟缓，发为小儿五迟五软。初生婴儿会出现夜惊、抽筋、出牙迟、烦躁等先天性佝偻病的症状，小儿的身高也会受到影响。

"肾主骨"，"肾生骨髓"。骨的生长发育是以肾精为基础。肾藏精，精能生髓，髓能促进骨骼的生长发育。肾精充足，骨髓化生充足，骨骼得养，则骨骼坚实、强壮有力，肢体活动灵活。

（2）壮骨要补钙：现代医学认为缺钙是构成骨骼的物质钙磷和维生素D贮备不足导致的，即中医讲的肾精不足。因此为了准备接纳宝宝，在孕前一定要多储备以补益肾精。

补钙的方法以食补效果最好，特别是牛奶，其钙磷比例完美，能被身体很好地消化和吸收，是首选的钙质来源。其次是豆类，特别是黄豆，富含优质蛋白和钙质等矿物质。其他如肉类和蛋类，如牛肉、瘦肉和鸡蛋等。还有海产类，如海带、海虾皮等食物中均含有丰富的钙元素。药补要选择无副作用的药物。在医生的指导下，从钙元素含量、维生素D含量、适宜的人群、性价比等方面多重考虑，甄选出最适合自己的产品。每天一般需要补充200～300mg的钙剂，以便身体储存更多的钙质。运动和晒太阳也有助于钙质的补充。在紫外线的影响下，皮肤会加快合成维生素D，有利于钙质的吸收，而运动能够促进新陈代谢，带动身体源源不断地吸收补充进来的钙。

小贴士

富含钙、碘的食物

含钙多的食物：以牛奶为最佳；其次海产品如虾皮、小鱼干、紫菜、海带等；豆制品如黄豆、黑豆、豆腐、豆腐丝、豆腐干等含钙量也比较多；芝麻酱也是一种富钙食物。各种绿叶菜也是我国膳食中钙的主要来源，但由于草酸含量高会使钙的吸收率降低。

富含碘的食物：如海带，紫菜，干贝，龙虾，鲜海鱼等，储备体内碘，供给将来胎儿大脑所需碘，对未来宝宝智力发育打好物质基础。

（三）备孕之舟从补充叶酸起航

1. 叶酸是什么

叶酸是一种广泛存在于绿色蔬菜中的 B 族维生素，由于它最早从植物叶子中提取而得，故命名为"叶酸"。叶酸也叫做维生素 B_9，是水溶性维生素。

我们身体中的红细胞需要用它来生成，它能够协助合成 DNA，维持大脑的正常功能，同时也是脊髓液的重要组成部分，所以说，叶酸是一种人人都需要的营养物质。

2. 孕前补叶酸的重要性

（1）预防神经管出生缺陷的发生：如无脑儿、脑膨出、脑脊髓膜膨出、脊柱裂、隐性脊柱裂及唇裂等出生缺陷。医学研究表明，如果女性在受孕前的 3 个月每天都坚持服用推荐剂量的叶酸，就能把宝宝出现神经管缺陷的风险降低 50%～70%。

（2）减少准妈妈患先兆子痫的风险：有研究显示，服用含叶酸的多种维生素，可能会减少准妈妈患先兆子痫（先兆子痫是一种在妊娠期特有的高血压性疾患，对产妇会造成生命危险）的风险。

（3）降低妊娠高脂血症发生的风险：中国营养学会建议从孕前 2～3 个月开始服用叶酸，一直服用到妊娠 3 个月或整个孕期，除预防神经管畸形外，还有利于降低妊娠高脂血症发生的风险。并且可以预防胎盘早剥，妊娠高血压综合征。

3. 叶酸的补充时间

叶酸对于胚胎的健康发育至关重要，因为叶酸关系到胎儿的神经系统发育，而胎儿神经管发育的关键时期在怀孕初期第 17～30 天，此时如果叶酸摄入不足，可能引起胎儿神经系统发育异常。

在我国，叶酸推荐摄入量为每日 600～800μg，服用时间是从孕前 3 个月开始到怀孕后 3 个月。同时，多补充绿叶蔬菜、谷物、豆类等含叶酸的食物。

小贴士

富含叶酸的食物

谷物：如大麦、米糠。

蔬菜：如菠菜、油菜、芥蓝、菜花、西红柿、胡萝卜等，以及菌类。

新鲜水果：如猕猴桃、橙子、草莓、橘子、香蕉、樱桃、桃、李、杏、红果等。

动物类：如动物的肝脏以及瘦肉、蛋、鱼等。

豆类：如豌豆、黄豆、扁豆等。

坚果类：如核桃、腰果、栗子、杏仁、松子等。

三、备孕禁忌

（一）饮食禁忌

1. 戒食用污染的食品

污染的食品指含有食品添加剂、色素、防腐剂、农药、重金属等的食品。例如，多种农药如乐果、甲胺磷、敌敌畏、滴滴涕等能引起男子精子数目减少，精子畸形增多。

2. 戒辛辣食物

辛辣食物会导致消化不良、便秘或痔疮，还会影响孕妇对胎儿营养的供给，甚至增加分娩的困难。因此在计划怀孕前3～6个月应少吃辛辣食物。

3. 戒高糖食物

夫妻双方在孕前经常食用高糖食物，可能引起糖代谢紊乱，甚至成为潜在的糖尿病患者；准妈妈怀孕后则极易出现孕期糖尿病，宝宝也可能成为巨大儿或大脑发育障碍患者。

4. 戒腌制食品

火腿、香肠、咸肉、腌鱼、咸菜及熏烤食品如烤羊肉串等，这些食品中含有亚硝酸盐，会对身体健康和胎儿发育不利。

5. 戒咖啡因

咖啡因可影响到女性生殖系统，使体内雌、孕激素的比例失调，抑制受精卵在子宫内的着床和发育。对男性则容易影响精子的质量和数量。所以，准备怀孕的男女双方不要过多饮食咖啡、茶以及其他含咖啡因的饮料和食品。

小贴士

备孕不宜节食减肥

人体的气血有赖于后天水谷精微不断化生以充养。长期少进食甚或不进食，可导致脾胃损伤，不能化生水谷精微，气血乏源，影响生殖系统，造成月经不调，经量减少，甚至不孕。

（二）环境禁忌

1. 脱离被工业污染的环境

工业污染指废水、废气、废渣及各种噪音的污染。在这些排放物中，含有一些致畸化学物质，它们经过呼吸、饮水、食物等途径进入人体，对生殖机能产生各种危害。致畸物质会干扰正常的胚胎发育，导致先天性畸形，或者不孕、流产、死胎、早产等。

有资料表明，接触苯、汞、有机溶剂等毒物的女工，可能会出现后代畸形，男性可能会出现不育。

2. 禁止在高温环境下工作与生活

通常来说，男性阴囊里睾丸的温度比体温低1～2℃，低温适合精子成长，否则精子容易夭折。所以，应保持阴囊的温度比腹腔内低。计划怀孕前，男性应脱离高温的工作环境，也不要经常蒸桑拿、洗热水澡、泡温度高的温泉，否则，可能会使阴囊温度升高，精子数量减少，甚至导致不育。

3. 戒养宠物

宠物，特别是狗、猫的皮毛上有人兽共患病病原体，会造成胎儿先天性畸形和智力缺陷，甚至死亡。例如，猫身上潜藏的病毒、弓形虫、细菌等感染孕妇后，可经血液循环到达胎盘。猫是弓形虫病的终末宿主和主要传染源。弓形虫病是人畜共患病，它能使全身各脏器组织都受感染。孕妇感染了这种病能够影响胎儿，目前先天性弓形虫病是人类最严重的先天性感染性疾病之一。该病可导致流产、死产、早产；还可损害胎儿的神经系统，使胎儿发生脑积水、脑钙化、脑性麻痹、小头症、视力和智力障碍等先天性疾病。狂犬病毒可致狂犬病。因此计划怀孕的妇女应远离宠物。

（三）起居禁忌

1. 忌长期熬夜

经常熬夜，睡眠不足，会使人心情忧虑焦急，免疫力降低，由此会导致种种疾病发生，如神经衰弱、感冒、胃肠疾病等，不利于备孕。建议睡好子午觉，每天晚上不要晚于 11 时睡觉，早晨 6 时左右起床；中午午睡半个小时。

2. 忌穿紧身衣服

紧身衣裤会让男子紧裹阴囊，不利于精子发育；紧身上衣会抑制女性乳房发育，会给将来的母乳喂养带来困难。

另外，男性应避免经常长时间开车，长期坐在驾驶座上，这些行为使阴囊难以散热，阴囊部位静脉回流受阻，睾丸局部温度也会随之升高，对精子的生成不利。

3. 忌工作生活过于劳累

工作或家庭生活劳累过度会劳身，使身体透支，造成疲惫不堪；高度用脑会劳心，耗伤气血，造成气虚血亏。

4. 忌性生活过度

很多人都误认为性生活越频繁越容易受孕，其实不然，其危害在上面已经谈得很多。想怀孕一定要注意性生活适度，最好提前禁欲5～7天。性生活时间最好与女方排卵的时间配合好，提高受孕可能。当出现形体消瘦，精神倦怠，萎靡不振，头重脚轻，乏力，心慌气短，虚汗淋漓，失眠多梦，不思饮食等超负荷的信号时，必须立即调整。

小贴士

过劳大量出汗不好

中医认为，汗为津液所化，汗出过多则耗津，津耗则血少。如果汗出过多，津液大量损耗，不仅渗入脉内之津液不足，甚至脉内之阴血还要渗出于脉外，形成血脉空虚、津枯血燥的病变。据此理论，大量出汗会损及阴血，因此女性朋友应在日常生活中，避免任何情况下的大量汗出，这其中包括长期从事高温作业、缺乏防护的酷暑作业、剧烈运动等。

（四）情绪禁忌

忌情志过激，应保持平和。

1. 忌多愁善感，思虑伤脾

"思伤脾。"多愁善感、思虑过度就会伤及脾胃，造成消化不良，出现食欲不振、面容憔悴、气短、神疲力乏、郁闷等；"胃不和则卧不安"，脾胃不适会导致失眠，极不利于备孕。

2. 忌过度生气，大怒伤肝

"怒伤肝。"经常生小气，会使肝气瘀滞；过度生气，怒发冲冠，会严重影响健康。久之则成肝气不舒。肝气不舒，一则日久郁而化火，热灼津液，致阴血耗伤；二则肝木克脾土，肝郁致脾虚，脾虚运化不利亦致气血乏源。《内经》告诫过我们"百病皆生于气"，生气发怒有损于肝，是一种不健康的情绪。所以，一定要保持平静的心态，不以物喜，不以己悲，清心寡欲，有益健康。如果备孕期间老是生气，出生的孩子会有很多心理问题。

3. 忌大喜过望，喜极伤心

"喜伤心。"过喜的异常情志可导致一些精神、心血管方面的疾病发生，如出现心慌、心悸、失眠、多梦、健忘、多汗、胸闷、头晕、头痛、心前区疼痛，甚至神经错乱、喜笑不休、多疑多虑、惊恐不安等症状，严重者还会危及生命，如大喜时造成中风或猝死。备孕期间就是彩票中了500万，也不要大喜过望，宜保持平和心态。

（五）其他禁忌

1. 戒烟酒

吸烟（包括二手烟）对精子质量很不利，烟草内的尼古丁、一氧化硫等有害物质，可通过吸烟者的血液循环侵入精子，引起精细胞的染色体和基因发生变化。这种精子与卵细胞结合所形成的胎儿在发育过程中会出现各种问题，包括流产、早产，或胎儿先天性畸形。夫妇双方或一方烟酒过度，对胎儿危害极大。

饮酒可损伤胎儿的脑细胞，或使脑细胞发育停止，数目减少。酒后怀孕，会引起胎儿发育迟缓，智力低下，甚至造成胎儿畸形和发育不全，例如心血管畸形、腭裂、眼睑下垂、内眦赘裂、无脑儿等。由于精子大约需要3个月的时间才能发育成熟，所以丈夫在备孕前须戒酒三个月以上。

2. 戒滥用药物

夫妻双方在孕前服药不当，会影响将来胎儿的生长发育。有研究表明，许多药物会影响精子与卵子的质量，或者致使胎儿畸形。

备孕期间禁用降压药、激素类药物、红霉素、庆大霉素、抗组胺药、抗癌药、咖啡因、吗啡、类固醇、利尿药等标注有"孕妇禁服"字样的药物。这些药物不仅可致初生婴儿缺陷，还可导致婴儿发育迟缓、行为异常等。

备孕须知

夫妻双方须知：

◎规划有孩子后的生活蓝图：夫妻双方都要做好心理准备，有了宝宝后，将会是另一种生活的开始，合理规划，是孕育健康宝宝的开始。

需一年的准备时间：想怀孕就要给自己预留出至少 1 年的时间做准备，这包括身体、心理、经济等多方面的准备。

◎做健康检查：做一些孕前健康检查，以确定孕前两个人的健康是否都处于一个良好的状态。身体健康，是孕育健康宝宝的基础。

◎养成健康的生活方式：养成健康的饮食习惯，制定科学的锻炼方案，保证充足的睡眠与休息，始终保持一份好心情。

◎远离辐射：不要将笔记本电脑放在双腿上使用，不要将手机放在下腹部。

女士须知

◎停用口服避孕药：一般来说，停服避孕药 6 个月后怀孕才好。滥用药物，是孕育健康宝宝的大忌。

◎怀孕的前 3 个月，每天就要补充 600μg 叶酸。

◎保持心情舒畅：如工作、生活压力较大，会导致内分泌失调，影响受孕。

男士须知

◎避免热盆浴、桑拿以及紧身衣服：热浴、桑拿以及紧身衣服会使睾丸温度升高，影响精子的质量。

◎不宜经常骑自行车：自行车车座对腹股沟区的持续压力会破坏这里的动脉和神经，经常骑自行车会造成阳痿。

◎不宜粗鲁的运动：足球、曲棍球、网球、骑马甚至粗鲁的性生活，可能对生殖器官造成损伤，影响精子生成或者射精能力。

◎停止吸烟、远离酒精。

第三章

种子与优生

"种子"是什么？在这里，"种子"有两个意思哦。

一个意思是种（zhǒng）子，即中医把男女结合的精子和卵子都称为种子。形象地说，就是生命的种子。卵子和精子这两个种子结合，才能"生根发芽"结出生命的硕果。

另一个意思是种（zhòng）子，是男女结合怀孕生子的过程。

优生，自然是使生育更科学和优质的方法喽。

一、种瓜得瓜，种豆得豆

"种瓜得瓜，种豆得豆。"这两句质朴无华的谚语，形象地说明了植物界的遗传特性和规律。然而，人类又何尝不是如此呢？从动植物到人类，新旧交替，重重复复，生生不息，每个亲代无不按照自己的模式去"复制"下一代，如此代代相传，一直到千秋万代以后，基本上仍和他们的远祖保持相似的模样，这种现象就叫做遗传。

（一）智力与遗传

1. 脑为"精明之府"

智力与大脑发育有关，而宝宝的智力水平与肾的关系很大。大家了解了下面三个道理就自然清楚了。一是中医称"脑为髓海"，髓由肾精所化生，肾主骨生髓上通于脑。脑是最大的骨骼腔体，脊髓直接通于脑，所以将脑称为"髓海"。二是脑为"精明之府"，精明，指的是小儿聪明、智慧，人们常说"耳聪目明"就是这个意思。三是"肾藏志"，志，指记忆力，就是说记忆力也是肾的功能，肾虚则肾不能藏志，脑髓不足，禀赋不足的宝宝记忆力差。

2. 母亲聪明孩子更聪明

智商可以反映出宝宝的智力水平。孩子的智商与父母的遗传有一定的关系，其影响约占 50% ～ 60%。就遗传而言，母亲的遗传大于父亲。妈妈聪明，所生的孩子大多聪明，如果是男孩子就更聪明，这是因为人类与智力有关的基因主要集中在 X 染色体上。女性有 2 个 X 染色体，男性只有 1 个，所以妈妈的智力在遗传中就占据更重要的地位。

3. 后天培养也很重要

当然，人的智力除了遗传因素外，环境、营养、教育等后天因素的影响也起着重要作用。在我们生活的周围不乏有这样的例子，有些父母虽然都是高级知识分子，但由于教育不当，他们的子女只能考上普通大学，或者非但考不上大学还成为社会不良分子；而有的父母文化程度比较低，可能仅仅是工人、农民，而他们的孩子却考上了北大、清华这样的高等学府。可见，后天的奋发努力、良好的教育及培养能够提高孩子的智商，即所谓"笨鸟先飞""天道酬勤"。反之，即使禀赋好的孩子，如不进行恰当的后天教育和创造良好的生长环境，先天禀赋的优越条件将随着时光的流逝消失殆尽。事实证明智商虽然有一定的遗传因素，但后天的培养和努力也是非常重要的。

（二）形体音貌与遗传

孩子的相貌也继承了父母的遗传基因。清代医学著作《医学原始》中第一篇就专题讨论了人的形象、外貌、高矮、气质与父母的先天禀赋的关系问题。"人具天地之性，秉万物之灵，阴阳和平，气质完美……而形质完美者，虽皆胚胎造化之施，然其原始在父母自作所致也。"生活中，有的孩子与父母的长相如同复制一般，如肤色、眼皮、颧部、下颚、身材、声音等。如：父母任意一方大眼睛、大耳垂、高鼻梁、长睫毛，孩子均会继承下来。声音也具有遗传性，一般男孩的声音像父亲，女孩的声音像母亲。当然，音质是可以通过后天的发音训练而改变的，如歌唱家们的音质大多是后天训练的。形体也具有遗传性，例如父亲是"罗圈腿"，儿子也会有与父亲一样的腿，甚至连他们迈步的姿势都很相似。孩子的身材胖瘦也与父母的遗传因素关系密切，父母体重都正常，其子女肥胖发生率约为 $10\% \sim 14\%$；父母中有一方肥胖，子女肥胖发生率约为 $40\% \sim 50\%$；父母双方都肥胖，则子女肥胖发生率约为 $70\% \sim 80\%$。正所谓"种瓜得瓜，种豆得豆"。

（三）性格与遗传

孩子是父母的一面镜子，就是说，孩子的心性怎么样，要看父母的脾气性格。

遗传学家认为，性格 50% 左右来自遗传，其余则来自后天。如古人说："夫妇顽嚣凶暴，乖戾尤愆，而生子禀质怪异。"是说父母的性格直接影响后代，父亲修身积德，母亲贤淑端庄，生下来的孩子多聪慧可爱；而父母脾气暴躁易怒，情绪多变，后代脾气有可能怪异。这体现了性格、气质在遗传方面的影响。胎教可以使后代获得好的性格，"欲生好子者，必须先养其气，气得其养，则生子性情和顺，有孝友之心，无乖戾之习……无不由胎教得之"。一般来说，性格外向的人多开朗活泼，性格内向的人多沉静腼腆。虽然多数父母希望自己的孩子开朗活泼，但事实上，任何性格都有利有弊，性格可以影响人生，但不能完全决定人生。

（四）体质与遗传

先天禀赋会影响后代的体质，胎儿在母体里的发育状况可使孩子出生后体质发生变化。如有的孕妇内热明显，孩子受母亲的影响，出生后体质也明显偏热，就很容易患热病；还有的孕妇体质虚弱、气血不足，宝宝出生后则体格虚弱，免疫力不足，常易发生各类感染性疾病。大家可能都读过《红楼梦》，书中第55回中讲述王熙凤因禀赋虚弱发生流产的一段情节：她在刚过完年，便发生流产了，因此不能料理家事，天天两三个太医为她用药。但"谁知凤姐禀赋气血不足，兼年幼不知保养，平时争强斗智，心力更亏"，身体日渐亏虚，一月之后，复添了下红之症（即血崩）。她虽好强不肯说出来，众人看她面目黄瘦，便知失于调养，可见先天禀赋影响后天身体和体质。所以说，母体的健康影响着胎儿，"儿之在胎，与母同体，得热则俱热，得寒则俱寒，病则俱病，安则俱安，母之饮食起居，尤当慎密"。母体的寒热温凉与胎儿息息相关，先天禀赋薄弱，阴阳不足，气血不充，则会影响到五脏六腑、肢体筋骨、五官九窍的发育，导致胎弱、胎怯、胎惊、胎痫、痴呆以及各种先天性畸形；当染色体异常时，则形成遗传性疾病。因此，育龄的女性在怀孕前就应好好地调养，改善自己的体质，把胎儿赖以生存的"土壤"调理好，这样才有利于宝宝的生长发育。

二、种子需天人相应

种子与种庄稼是一个道理。人类及一切生物都是自然的一部分，必然会具有自然的属性，必须遵循自然规律。天、地、人三者之间是相互影响的，这就是中医所说的"天人相应"。

庄子说："天地者，万物之父母也。"人的生、长、壮、老、已都应顺乎自然规律，达到人与自然和谐。"种子"也一样，必须"天时、地利、人和"，方能繁衍子嗣。我国明代医学家王肯堂总结受孕种子时曾说过一段话，对我们启发很大："一曰择地。地者，母血是也。二曰养种。种者，父精是也。三曰乘时。时者，精血交感之会合是也。"其中他把母血比喻择地，是为地利；把父精比喻为养种（种子），是为天时；把精血交合比喻为乘时，是为人和。可以看出古人天人相应的观念根深蒂固。

（一）天时 ——择时受孕

早在两千多年前，古人就认识到，受孕需要有一定的时间和时机，就好比农作物生长，农民要抓住有利的时节播种，才能有好收成。年轻夫妇要生育健康宝宝，也应抓住孕育的好时机。

1. 受孕时辰

关于受孕时辰，中医有"阴盛精气足"的说法。一般来说，到了夜间阳气内敛，阴气上升，此时，万物回巢，归于平静，人的活动、心境也趋于平静，而在此时是宜于同房的时机。一般选择在晚上亥时（9～11点）同房受孕，符合大多数年轻夫妻的生活习惯，其后，可以带着舒适进入梦乡，一夜酣睡之后，第二天体力得以恢复，可以精力充沛地上班工作。这样的受孕时辰，既符合中医提出的优生观念，又不影响正常的工作和生活，应该说是个不错的选择。值得注意的是，中医不提倡子时（11点～次日1点）或丑时（下半夜1～3点）同房，因夜半子时，天地闭塞，人体阳气开始上升，阳有余而阴不足，此时交合，容易伤阴精。也有人提出，男性在早上卯时（5～7点），血液中荷尔蒙含量较高，也适于同房。但是，有个问题是，此时同房后身体疲惫，之后又要工作，往往会导致精力不支，长期下去会有损健康。所以建议如果早上同房，最好选择在周末或节假日，同房后得到充分休息，恢复体力。至于什么时辰同房受孕，最好顺其自然，可根据自己的实际情况而定，没有一定之规。

2. 受孕季节

受孕还分季节吗？什么季节受孕对宝宝健康有好处呢？

《易经》诠释了受孕与自然关系的奥秘："天地氤氲，万物化醇，男女媾精，万物化生。"氤氲，是指自然界中天气下降，地气上升，二气相交，自然界中万物生长。人类也一样，男为阳，女为阴，男女相合则繁衍新生命。按照祖国传统医学"天人合一"的观点，人和自然界的万物都有一种共存共荣的联系，人的生存和繁殖都受到自然环境的影响。所以人应当掌握科学知识，适应自然规律，把握住优生的季节，巧妙地安排生育活动，做好计划，了解什么时候受孕，什么时候分娩对自己最有利。这个问题因人而异，也存在地域差异。我们也是根据自然界的规律和人的习惯来建议。从气候上来说，每年4～6月份母亲怀孕，第二年2～3月份出生的孩子最适合优生规则。4～6月份，春季还没过，但气温已经开始变得稳定，过了谷雨节气，在春末夏初，此时最有利于胚胎的发育。春季是万物滋生繁衍、春意盎然、环境优美的季节。植物在春季发芽，生根，开花，传粉，孕育果实；动物在春季生命力旺盛，发情交配，受孕怀崽。同样，人类在春季阳气上升，阴气下降。春天是人类和世上万物繁衍的最佳时间。人们在春季的身体状况也是一年之中最佳。春节期间饮食品种花样较多，营养最丰富。宝宝出生正好跨过严寒，又避开酷暑，春天气温回升，不用给宝宝准备厚的棉衣棉裤。

除了季节上有差别之外，每个月上旬怀孕的多，而下旬怀孕的较少。这与日月运行规律和人体的生物钟有密切关系。从中国传统的阴阳学说来分析，每月上旬为阳，下旬为阴，上旬阳气上升，对受孕比较有利。当然，每个人的生活环境不同，想法也不尽相同，夫妻可以仔细计划一下，按照自己的意愿计划怀孕。但是只有少部分女性能够在计划怀孕的月份收到自己"按时"怀孕的惊喜，多数女性在不避孕几个月后才能顺利怀孕，所以打算要孩子的女性，顺其自然是最好的结果，对季节也不必太介意，同样可以收到"意外"的惊喜。

3. 排卵期受孕

古人说过"欲种子，贵当其时"。其中，"贵当其时"指什么？清代有位医家，名叫唐千顷，他在《大生要旨》给予了明确诠释："凡妇人一月行经一度，必有一日之候，于一时辰间，气蒸而热，昏而闷，有欲交接不可忍之状，此其候也，于是顺而施之，则成胎矣。"可见"贵当其时"，其实就是指排卵期。正常育龄女性卵巢每月排出一个成熟卵子，卵子排出后被输卵管摄取，一般可以存活1～2天，这段时间即排卵期。此时卵子在输卵管内等待受精，精子在女性的生殖道内可维持2～3天受精能力，故在卵子排出的前后几天里择其时同房，容易受孕，自己盼望的宝宝就可"如约而至"。如不当其时，则胎难成。

小贴士

教你计算排卵期

（1）月经周期推算法：排卵一般发生在两次月经中间，一般在第14天左右。推算方法：从下次月经来潮的第1天算起，倒数14天或减去14天即"排卵日"，排卵日及其前5天和后4天加在一起称为"排卵期"。例如，以月经周期为30天为例算，这次月经来潮的第1天在9月29日，那么下次月经来潮是在10月29日（9月29日加30天），再从10月29日减去14天，则10月15日就是排卵日。排卵日及其前5天和后4天，也就是从10月10日到19日这十天为排卵期。对于月经不规律的，可用排卵期计算公式，即：排卵期第一天＝最短一次月经周期天数–18天；排卵期最后一天＝最长一次月经周期天数–11天。举例：月经期最短为28天，最长为37天，则最短的规律期减去18即28－18=10；最长的规律期减去11即37－11=26，所以在月经潮后的第10天至26天都属于排卵期。

（2）白带观察法：白带，即现代医学所说的宫颈黏液。接近排卵期时，黏液变的清亮，滑润而富有弹性，如同蛋清状，拉丝度高，不易拉断，出现这种黏液的最后一天±48小时之间是排卵日，阴部湿润感时即为排卵期，此期最容易受孕。

（3）点滴出血观测法：卵泡从卵巢中排出时，有时会把卵巢壁轻微撕破，引起局部微微出血，很快就在腹腔内被吸收了。但也有少数女性，出血量比较多，血液就会经过输卵管、子宫、阴道流到体外，在内裤上出现点滴样的血迹，俗称"小月经"，医学上称之为"排卵期出血"。原因是卵巢激素下降导致的子宫内膜脱落出血，可用这种方法测得排卵期。

（二）地利 ——受孕环境

孕育后代是繁衍生息，利国利民的好事，需顺应自然，使后代健康。

中医求嗣自古推崇天人合一，天人相应，受孕需要一个安静、舒适的环境。南宋有位很有名的妇科医学家，名叫陈自明，在他的著作《妇人大全良方》求嗣篇中传授了经验，大概意思是：想要孩子，宜选吉日良辰交合，避开大风、大雨、大雾、过热、过冷、雷电交加、地震、日食月食的时候。因为以上情况下受孕，不仅对父母有害，而且生育的孩子往往多病，寿命不长。很显然，医学家陈自明是受到天人合一、天人相应观点的影响。这让青年人听起来有些疑惑，却是具有科学依据和符合优生理论的。因为大寒、大热、大燥、大湿、大风、大雨、大雾七种自然界的不利气候会使人心神不宁，对生殖行为产生不利影响。有研究显示，不良的自然环境可能造成胎儿的畸形，如雷雨天闪电能产生穿透力很强的 X 射线，可使人体生殖细胞染色体发生畸变；日月食时，容易使人的情绪发生波动和干扰内分泌系统，也会影响人的生殖细胞正常发育。如果在性生活中没有安全感或气候环境恶劣，必然影响性生活和谐，并且直接关系到是否有质量最好的精子与卵子结合。

（三）人和 ——年龄与情绪

1. 适龄生育

前面说过，女子二七，男子二八，肾气盛，任脉通，太冲脉盛，方可有子。但实际生活中，这个阶段只是标志着青春期来临，生殖系统发育迅速，但还没有完全发育成熟，生育年龄过早不利于优生优育。

我国提倡男 25 岁、女 23 岁为晚婚，女 24 岁生育或 23 岁结婚并于 23 岁当年生育均为晚育。

古代也提倡男三十而娶，女二十而嫁，方可孕育健康的胎儿。

从女性的生理特点、母婴健康、优生优育等多方面综合因素考虑，最佳生育年龄为23～35岁。即中医所说三七肾气平均、四七筋骨坚，身体盛壮之时，此时肾精与肾气达到了气血相平衡的一个状态是最理想的阶段。产科临床经验也证明，分娩是否顺利主要取决于子宫收缩力、产道（骨盆和软产道）、胎儿的大小与胎位、产妇的精神心理状态几个因素。子宫收缩力在20～30岁之间一般没有明显差异，但生育年龄过早或过晚（35岁以后）骨盆韧带的松弛性、骨盆底和会阴肌肉的弹性均较弱。所以，从优生角度来看，过早或过晚生育，都不利于生产，先天性畸形的发生率和围产儿死亡率也会增高，后代的体质和智力可能会受到影响，其结局是对母婴双方都会造成不同程度的损伤，最严重的可导致母婴双亡的后果！我们主张，最好在23岁以后30岁之前生第一胎。

小贴士

蜜月怀孕不好

一些地方，将蜜月中怀孕称为"坐床喜"。实际上，蜜月怀孕带来的往往不是喜，而是忧。

有资料显示，蜜月期间怀孕，自然流产或子女出生缺陷、智力低下的发生率较高，而且也不是最佳的受孕时机。这是因为：

◎婚礼准备期间，男女双方日夜操劳，四处奔波，体质下降，精神疲惫；婚礼宴席饮酒又多，在这种状态下所产生的精子和卵子质量不高，此时受孕，子代很可能出现先天不良或先天不足。

◎蜜月旅游，由于生活缺乏规律或对新地点的气候不适应，容易抵抗力下降，发生泌尿系感染、感冒，甚至容易遭到风疹、流感等病毒的袭击，增加胎儿畸形或其他先天性疾病发生的危险。

◎新婚之后，夫妇不仅在性生活上有一个摸索过程，在日常生活的许多方面也都有一个彼此进一步了解、熟悉和调适的过程。蜜月怀孕，一下子面临许多事情需要处理。如新娘的妊娠反应、身体状态对工作的影响，孩子出世之后的抚养问题，居住条件的安排或经济开支等等，很可能使两位新人在心理和能力上难以自如地调整和安排，影响新婚之后感情的进一步发展，甚至个别人蜜月中就可能产生矛盾造成夫妇的不和。

我们建议：为了下一代的健康、家庭幸福，新婚夫妇应采取适当的避孕措施，推迟怀孕时间，然后选择男女双方身体都很健康、体力最佳、精神旺盛、心情愉快的时间，有计划地孕育新的生命。

2. 受孕情绪

《广嗣纪要》指出："男女情动，彼此神交，然后行之，则阴阳和畅，精血合凝，有子之道也。"

《景岳全书》也说："男女交合应在时和气爽，情思清宁，精神闲裕"下进行。这样"得子非唯少疾，且聪慧贤明"。

古人提出在种子之时，夫妻双方要情投意合，如果三心二意，或在惶恐不安的情绪下种子，是对后代极不负责任的。

现实生活中，夫妻种子受孕之时，没有达成统一的认识，如一方想早要孩子，而另一方可能考虑到工作、住房、经济状况等诸多因素还不想要孩子，在这种三心二意的心态下种子怀孕，会给胎儿的发育埋下隐患。

或者是在父母、夫妻任何一方强烈要求要生育一个男孩或女孩的压力下，在种子时情绪就会惶恐不安。如果在这种心态下怀孕，出生的婴儿长大后可能会有一些意想不到的心理问题。

所以，种子怀孕必须夫妻达成一致，情绪愉悦，做足前戏，心驰神往，两情相悦，然后性交，方可让优良的精子与优良的卵子相结合。

三、种子历程

新婚夫妻，度过了人生最幸福的蜜月生活，并且经过了一段时间的心理准备及身体的调养，终于开始启动繁衍下一代的旅途了。

大家已经了解了上面讲的最佳的生育年龄，最佳受孕的时辰、季节、环境等备孕知识，那现在只需选择在男精壮、女经调的最佳身体状态下，以及在排卵期之际受孕怀子了。

（一）精卵结合

1. 精子出发

从同房开始，男性每次排出上亿个精子，精子射入女性的阴道后，大部分精子随精液从阴道内排出。小部分精子依靠尾部的摆动前进，很快游向宫颈管，因为宫颈管黏液呈碱性，有利于精子活动。同时，同房时引起的子宫收缩及输卵管蠕动加速了精子的运行，输卵管肌层的蠕动，黏膜纤毛的摆动及黏液细胞分泌的输卵管液的流动，使精子由宫腔向输卵管壶腹部行进。

2. 等待卵子

输卵管壶腹部是卵子受精场所，精子就在这里等待着与卵子邂逅。输卵管壶腹部呈"S"形弯曲，起于输卵管峡部外端，先向外行，然后弯向上，沿卵巢前缘上行，至卵巢上端，再弯曲向后，移行于漏斗部。

3. 夺冠邂逅

数亿个精子进入阴道内，要像勇士一样经历艰苦的行程。有一部分刚刚进入就被阴道内的酸性环境扼杀而"牺牲"掉了，再有一部分精子被子宫颈口这个"关卡"阻挡住了，只有一小部分冲刺闯入宫颈口进入宫腔。宫颈黏液对精子穿透起着决定性作用，精子只能在排卵期前后才能够进入子宫。进入宫腔后，精子还要行进相当长的距离，此时，有一部分精子又"牺牲"掉了，即使到达宫颈腔顶部，由于两侧卵巢每个月只有一侧排卵，究竟是哪一侧呢？精子也无法判断。因此，它们只好兵分两路，同时进入两侧输卵管。结果，一部分精子选对了方向，而另一部分却扑了空。所以，经过长途跋涉，真正到达卵子周围的精子已为数不多了，一般不超过200个。这剩下的强壮精子还要经过最后决赛，要么在同胞中脱颖而出，与卵子邂逅创造新的生命，要么黯然离去。在这场争夺卵子的艰苦的"马拉松长跑"中，最先邂逅卵子的才是真正的"冠军"，即使获得了第二名也无济于事。

精子中的"冠军"终于完全进入了卵子体内，精子和卵子在靠近卵巢的膨大部位完美邂逅，并融合在一起，就完成了受精的准备过程，然后就形成一个新的细胞，这个细胞就称为受精卵，这个过程就称为受精，一个新的生命即将诞生了。

4. 胚胎形成

受精卵在受精后不断地从输卵管分泌的液体中吸取营养和氧气，并进行细胞分裂。与此同时，通过输卵管的蠕动，受精卵逐渐向宫腔方向移动，3～4天后到达宫腔。受精后8天，胚芽完成"着陆"，微微嵌入子宫内膜。受精卵在受精36小时后分裂为2个细胞，72小时后分裂成16个细胞，叫桑椹胚。受精后第4日，细胞团进入子宫腔，并在子宫腔内继续发育，这时，细胞已分裂成48个细胞，呈桑椹状，成为胚泡准备植入。受精后第6～7日，受精卵已分裂发育为几百个细胞，他们埋藏在营养丰富的子宫内膜里，即着床，并开始形成胎盘，胚胎孕育就正式开始了。

此时，子宫内环境很重要，必须适合受精卵着床和发育。受精卵发育和子宫内膜生长是同步进行的，如受精卵提前或错后进入宫腔，或者子宫内膜损伤，会影响受精卵着床和发育，就不可能怀孕。女性怀孕和种子生根发芽的道理一样，如果女性子宫内膜薄，就会像盐碱地长不出好庄稼一样，不容易受孕。

（二）判断怀孕

中医把怀孕称为"重身""怀子"。女性怀孕后身体和生理机能会发生很多变化，如何判断已经怀孕了呢？

1. 停经

停经可以说是怀孕的第一信号，一般正值生育年龄的妇女，在性行为后一旦月经延期超过10天，就应考虑妊娠的可能了。但这时，您不要光顾得高兴，还应确定是不是真的是怀孕了，因为停经的原因有很多，如月经不调、卵巢功能低下、荷尔蒙分泌异常、工作忙碌、情绪紧张等，都会引起月经来迟，需要仔细辨别。

（1）妊娠试验：怀孕后10天左右，胎盘就会分泌一种绒毛膜促性腺激素，并通过血液循环排泄到尿中。此时取尿液检测，若为阳性者，即可诊断为妊娠，准确率达99%。

（2）B超检查：停经45天以上，B超可以见到子宫腔内有胚胎或早期胎心搏动。这是确定你正常宫内孕的定心丸。

2. 妊娠呕吐

女性月经该来而未来，在早晨起床后常出现恶心、呕吐、食欲不振、疲倦、嗜睡等，有的女性很想吃酸的东西，一般为早孕反应。古人将因其恶心而阻碍饮食，称之为"恶阻"。清代妇科医家阎纯玺，在他的著作《胎产心法》中说："恶阻者，谓有胎气，恶心阻其饮食也。"东汉末年的名医张仲景认为产生这些症状的原因，是由于平素胃气虚弱或肝热气逆，受孕后冲脉之气上逆，致使胃失和降，或引动肝热气火上冲所致。这些症状比较轻微，对身体无大的影响，也不需特殊治疗，只要情绪稳定，适当休息，注意调节饮食即可。但有的女性妊娠反应很重，呕吐严重，这种情况就要进行治疗了，否则会导致并发症、胎儿营养不良等。

3. 全身的变化

（1）乳房变化：在怀孕的初期，乳房有刺痛、膨胀和瘙痒感，乳晕颜色变深，乳房皮下的静脉明显，乳头明显突出。

（2）皮肤：可能会出现皮肤色素沉着或腹壁妊娠纹，尤其怀孕后期更为明显。

（3）尿频：怀孕初期，许多孕妇出现尿频，有的每小时一次，这是由于增大的子宫压迫膀胱所引起的，3个月后，子宫长大并超出了骨盆，症状就会自然地消失。

（4）体温升高：育龄妇女基础体温与卵巢激素周期变化有关，排卵后体温会升高 $0.3 \sim 0.5℃$ 直至月经前 $1 \sim 2$ 天或月经第一天。现代医学将其称为"基础体温升高"。如果基础体温上升后月经到期未来而体温持续不降达16天之久则受孕可能性较大，这种情况如持续3个月基本可以肯定是怀孕。但需要排除其他可使体温升高的因素如全身感染性疾病。

（5）阴道黏膜：怀孕初期，阴道黏膜可因充血而颜色变深，最好由医师做出判断。

4. 中医把脉辨别"喜脉"

把脉是中医重要的诊断方法，是"望闻问切"四诊中的切诊。把脉时，用手指放在被诊断者的手腕上，通过动脉搏动的部位、速率、强度、节律和形态，来判断被诊断者的身体状况。中医脉诊需要一定的基本功，"喜脉"需有经验的中医大夫才能准确判断。

诊脉最好在早晨，没有吃饭、运动，安静的状态下进行，有利于判断是否怀孕。一般在怀孕2～3个月后，脉诊时脉搏往来流利，应指圆滑，如露珠一样经过把脉者的无名指、中指和食指，速度较快，从"寸"至"尺"犹如行云流水，依次跳来，而且跳动有力，尺脉最明显，中医把这样的脉称"滑脉"。妊娠常见滑脉，是气血充盛调和的表现。从现代医学看，怀孕10周左右，心排血量增加，血流量比平常增加20％以上，因此脉搏的跳动会比普通人的有力，与中医出现滑脉的时间正好一致。

但不要过于依赖脉象来判断是否怀孕，滑脉除可能为怀孕的脉象外，正常情况或者某些疾病也可能出现，如青壮年血气方刚，也可能是滑脉。需要"望闻问切"共同配合，并根据是否停经、停经时间及其他身体状况，以及妊娠试验或B超帮助判断。

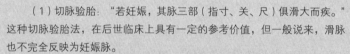

小贴士

《妇人大全良方》的验胎方法

（1）切脉验胎："若妊娠，其脉三部（指寸、关、尺）俱滑大而疾。"这种切脉验胎法，在后世临床上具有一定的参考价值，但一般说来，滑脉也不完全反映为妊娠脉。

（2）药物验胎法："妇人经脉不行已经三月，欲验有胎，川芎生为末，空心浓煎，艾汤调下二钱，腹内微动，则有胎也。"据现代药理分析，川芎含有川芎内酯、阿魏酸，在临床上少量使用，对子宫有增高张力增强收缩的作用。

妊娠检查现在已经很成熟了，方法也很多很简单，不必拘泥古人做法。

5. 教您计算预产期

推荐几种预产期的计算方法，请育龄期青年朋友们参考。

（1）按最后月经计算：月份＝最后月经月份+9（或-3），日期＝最后月经日期+7。使用这种计算方法的前提是月经规律。例如：最后月经日期为 2015 年 5 月 7 日，预产期应是 2016 年 2 月 14 日。

（2）按性生活日期算：一般为夫妻性生活日期算起第 266 天。

（3）按胎动时间算：一般为孕妈妈第一次感到胎动的日子加 22 周。第一次怀孕一般在 18 周后会感到胎动，二次怀孕一般在 16 周后会感到胎动，但此法不太可靠。

（三）中医辅助试管婴儿

受中国传统文化"不孝有三，无后为大"的影响，育龄夫妇如由于各种原因而不孕不育，难免导致情绪不好和夫妻关系、家庭关系紧张。随着生物医学科学发展，终于有补救措施了，即试管婴儿技术！中医不但不排斥科技的发展，而且起着辅助科技进步的作用，例如中医在试管婴儿中的调理就很重要。

"试管婴儿"，并不是真正在试管里长大的婴儿，而是用人工的方法取出精子和卵子，在体外受精，当发育到一定程度后，再将胚胎移植到母体，称胚胎移植，俗称"试管婴儿"。这一技术是由英国产科医生帕特里克·斯特普托和生理学家罗伯特·爱德华兹合作研究成功的。"试管婴儿"一诞生就引起了世界科学界的轰动，甚至被称为人类生殖技术的一大创举，也为治疗不孕不育症开辟了新的途径。罗伯特·爱德华兹因此获得了 2010 年诺贝尔生理学或医学奖。1978 年 7 月 25 日，世界上第一例试管婴儿路易丝·布朗在英国呱呱坠地。试管婴儿属于尖端技术，费用比较高，不孕不育夫妇在做试管婴儿前，要咨询好相关的费用，做好准备。

1. 试管婴儿术前的调理

"肾主生殖"，长期不孕的女性大多有肾虚，肾虚必然导致肾精匮乏，冲任不足。还有的女性使用促排卵药使卵泡在短期内快速发育，消耗了大量的精血，造成肝血、肾精的进一步亏虚。再加上长期不孕导致精神压力过大，出现肝郁气滞，气血失和。所以中药调理是很必要的。中医一般在实施试管婴儿前3个月对女性进行身体调理。患有输卵管梗阻、盆腔炎、子宫内膜炎等疾病的女性，可以通过中医活血化瘀、清热解毒法进行调理。一般通过口服、中药外敷、灌肠等方法，调理一段时间，炎症基本能消退。对于月经不调，卵泡功能差的不孕的女性，可选择中药人工周期疗法，在此基础上辨证施治，可以调理月经，改善卵巢功能，提高试管婴儿成功率。对于子宫内膜薄导致不孕的女性，可补肾养血填精、调补冲任，保证胞宫冲任精血充足，犹如胞宫内层形成一个富含营养的厚床垫，为种子提供了肥沃的土壤。男方重度少精，或无精症，可用补肾填精的中药提高精子的活动率和精子的质量。

2. 成功后的保胎

实施试管婴儿后得以妊娠，如何保证胎儿顺利发育是关键问题。通过中药保胎治疗可以明显提高最终的成功率。保胎中药主要是补肾安胎，益气健脾，如中医的寿胎丸加味，可以很好地保胎。肾主生殖藏精为根本，脾为气血生化之源；其中益肾健脾和固涩冲任的中药可使肾精充足，气血旺盛，促进胚胎的发育。

（1）饮食宜忌：宜吃新鲜蔬菜和富含营养的食品。忌吃过于寒凉的食物，忌酒、忌烟、忌含咖啡因的饮品。

（2）适当休息：移植后的48小时，尽量平躺。3～5天内可以在屋内少量小幅度活动，5天后可以从事小幅度的室外活动，不要劳累，不要熬夜，睡眠要充分。

（3）适度运动：移植后要避免过劳，可适当活动身体，但需避免激烈的运动，尽量避免提重物。试管婴儿移植后，在确认成功怀孕前，最好不要同房。

（4）情绪乐观：保持心情愉快、平静、放松，不要多想结果、患得患失。

（5）社交：尽量不要参加社交活动，避免到人流集中和空气污染严重的环境。避免被别人或车流惊吓。

（6）大便通畅：避免腹泻或便秘。保持大便通畅，如有便秘可多吃蔬菜或喝点蜂蜜水，以保持大便通畅。

3. 失败后调理

试管婴儿的成功率取决于很多方面：如女性的卵巢功能，能否排出正常卵子；男方精子精液质量；受精卵能否正常地输入子宫腔；子宫内膜是否准备充分，适合受精卵发育；医院设施条件，医生技术水平；患者的年龄等。其中任何一个环节出现异常，均可导致失败。目前，试管婴儿的成功率可达 30%～50%，受女方年龄的影响最为显著。调查显示，在 25～35 岁的女性中，试管婴儿的成功率要高于 30%～40% 的平均水平，但是到了 35 岁以后成功率逐渐下降，到 40 岁就只能达到 20% 左右。试管婴儿是有一定风险的，一旦失败会出现月经不调，促排卵的药物会引起卵巢刺激综合征，穿刺取卵会引起疼痛、出血、脏器损伤，或者大出血等，这些对女性的身体影响很大，需要中药调理。中医药可通过益气养血、活血化瘀、疏肝理气等治疗，使女性气血充足，阴阳平衡，内分泌也趋向平衡。

第四章

十月养胎与胎教

历代医家都非常重视胎儿期保健，自古流传着"腹内九月胜过腹外九年"的说法。胎儿期是生长发育的关键期，是生命的起点，人生的教育应该从"胎教"开始。胎儿发育怎样，素质如何，将决定他未来的发展前途，可谓"失之毫厘"将"差之千里"，因此古人说"妇人有娠，当遵胎教"。《万全育婴家秘》中的胎养也提出"胎养以保其真"。中医胎教的理论是"外象内感"，主要通过母亲，通过调养情志、谨避寒暑、合理营养、劳逸结合、谨慎用药、节制性欲，间接给与胎儿体格、智力、个性、感情、能力等方面综合教养，使胎儿在生命起跑线上茁壮成长，同时也确保孕产妇能够顺利地渡过孕产期。

一、胎教是中医的瑰宝

胎教在中国源远流长，那么，胎教究竟始于何时呢？

从查阅的中医古籍来看，《胎产书》是中国现存最早的有关胎产的医书，这本书于1973年底出土于湖南长沙马王堆西汉早期墓葬中，西汉时期为公元前206年至公元25年，距今已两千多年。而且，查阅历史可知，在西汉时期胎教就已经很流行了。不妨举几个例子：西汉礼学家戴德在他写的《大戴礼记·保傅》中就曾提到"古者胎教，王后腹之七月，而就宴室"。宴室是侧室的意思，讲的是在王后怀孕七个月后，就在侧室闭房而居，目的就是静养护胎。另一个例子，西汉时期著名的大文学家刘向，是家喻户晓的人物，在其《列女传·胎教论》中讲述了一个成功胎教的案例，周朝开国帝王周文王的母亲太任，深谙胎教的道理，在她怀孕初期，就开始对周文王实施胎教。

1. 古籍胎教举隅

《列女传·胎教论》说："目不视恶色，耳不听淫声。"

《新书·胎教》中也对胎教有自己的诠释："周妃后妊成王于身，立而不跛，坐而不差，笑而不喧，独处不倨，虽怒不骂，胎教之谓也。"

《育婴家秘·胎养》说："自妊娠以后，性情和悦，常处静室，多听美言，令人诵读诗书，陈说礼乐……宁静则养胎，盖气血调和则胎安……欲生好子者，必先养其气，气得养则子性和顺，无乖戾之气。"

万全在《育婴家秘》中提出了"育婴四法"，即"预养以培其元，胎养以保其真，蓐养以防其变，鞠养以慎其疾"。

《妇人大全良方·胎教门》说："自妊娠之后，则须行坐端严，性情和悦，常处静室，多听美言，令人讲读诗书，陈礼说乐。耳不闻非言，日不观恶事，如此则生男女福寿敦厚，忠孝贤明……如此生子容貌端庄，德才过人。"

2. 胎教的理论基础

隋代巢元方在《诸病源候论》中指出："妊娠三月始胎。"当此之时，"形象始化，未有定仪，见物而变"。这就是在传统胎教学说中具有十分重要地位的"外象内感"论。这个理论是说，3个月刚形成胎儿，初孕的3个月是胎儿形体和精神发育的关键时期，外界对胎儿有什么影响，就会使胎儿产生相应的变化。从美学角度看，重视胎教的"外象内感"，就是重视外界真、善、美事物对胎儿的良好影响，通过人为的干预，让胎儿更好地感受美、接受美。必须指出，不管胎儿的父母要不要，胎儿总会受到"外象内感"的影响，或者好的影响，或者坏的影响。重视了胎教的"外象内感"，就选择了、加强了好的影响，抵制、削弱了坏的影响，起到弃恶扬善、去丑存美的作用，从而达到胎教的目的。因此，"外象内感"是传统胎教的核心内容，也是现代胎教的科学根据，具有重要的美学意义。

"外象"指的范围很广，包括外界的气候、环境、人、事、物等，这些都能引起孕妇"内感",即对孕妇的情绪、情感等心理活动和精神状态起到或好或坏的影响。为此,孕妇应该引起高度重视。

还有,孕早期3个月中固然要重视"外象内感",孕中期、孕后期也应该注意。因为孕中期、孕后期更多地接触各种各样的气候、环境、人、事、物,应尽量避免假、恶、丑的"外象",多多亲近真、善、美的"外象"。否则,仍然会对孕育产生负面影响。例如孕妇不要去荒山野地游玩,不要面对惊心动魄的狂风暴雨,不要看暴力血腥的影视和文学作品,不要和外貌凶相、品质恶劣的人接触,不要随便玩弄狰狞丑恶的动物,不要关注社会上车祸、凶杀事件等。如果引起恐惧情绪,不仅惊扰自己,而且会惊扰胎儿。

3. 胎教的研究

清代康有为的《大同书》中总结了古代的胎教理论,提出设立"胎教院"的主张,建议选择适当地点、条件对孕妇进行胎教的培训,并且强调孕妇内在思想感情与外在言行举止对胎儿的影响。民国初年著名教育家蔡元培也曾提出设立"胎教院"的建议。

然而,胎教在这之后却沉睡了多年,直到20世纪60年代后,由于国外陆续报道了有关胎教的科研情况和胎教儿智力超常的新闻,胎教才又在中国大地上开始苏醒。随着医学的发展,中国的学者借助现代科学检测技术对胎儿在子宫内形成的过程进行了大量的科学观察,发现胎儿在子宫腔内能对外界的触、声、光等刺激产生反应,为胎教的实施奠定了科学基础,使胎教的研究和应用领域有了新的开端。

北京医科大学借助生理描记器、胎儿监护仪、B超、神经递质的测定和心理测验等方法对胎儿进行早期干预的研究,结果表明20周的胎儿即可形成条件反射,具有一定的学习能力,证明早期干预可以提高胎儿身心素质水平,促进多种心理潜能的发展。

首都医科大学、中科院声学研究所合作,针对胎儿的听觉进行了实验,分别以外界吵闹声和轻柔音乐等不同的声音给予刺激,观察胎儿做出的不同反应，结果表明胎儿可以听到外界的声音和做出肢体反应。同时他们还使强光透过腹壁进入子宫，胎儿会做出相应的反应。

中国环境音响学研究协作中心做了关于胎儿在各种声波刺激下的反应的科学研究。

上海精神卫生研究中心观察到孕妇的情绪、心理失常会对胎儿造成影响，甚至发生精神性疾病。

上海市第一妇幼保健院 1985 年采用 B 超观察胎儿在子宫内的活动和反应情况。

在研究的基础上，国内许多胎教方面的著作应运而生，如《胎教的应用与科研》《胎教与优生 200 问》《胎教艺术》等。

小贴士

各国的胎教

日本：20 世纪 70 年代，日本借助于现代先进的技术与设备，用胎儿镜直接碰触胎儿的手脚；利用 B 超等先进设备直接观察和记录胎儿的听觉、视觉与触觉反应。

美国：1977 年美国加州大学凡德卡教授，曾创办了一所"胎儿大学"，从妊娠第 5 个月开始，孕妇和丈夫一起参加培训。采用有系统地对胎儿讲话、放音乐、在孕妇腹部抚摩拍打等方式，促进胎儿听觉和触觉的神经发育。结果表明从胎儿大学"毕业"的孩子更聪明，理解数字和语言能力强，更快地认识父母，在听、讲、使用语言方面都很出色。

英国：英国心理学研究学者做了音乐胎教实验，发现一些胎儿对悦耳动听的华尔兹"情有独钟"，心跳会随着音乐加快。两年后随访，据对华尔兹音乐有反应的那些孩子的母亲说，她们的孩子性格比较柔和，说明音乐能对神经系统的发育和对孩子的性格产生影响。

法国：在 80 年代，巴黎生殖健康中心做了有关音乐胎教的实验。方法是用耳机放在孕妇腹壁上，每次放 15 分钟，一直坚持到分娩。于宝宝出生第三天，播放同样的音乐，结果发现，宝宝有节律地吸吮，双手也随音乐有节奏地摆动，当停放音乐或改放其他音乐时，就哭叫、不再吸吮、双手也不再摆动。这个实验证明宝宝对熟悉的音乐能够产生记忆和感觉。

二、胎教与养胎方法

（一）节饮食

胎儿的生长发育全部依赖孕妇气血的供养，而气血盈亏，又直接与孕妇的饮食营养和脾胃功能有关。因此妊娠期间应重视饮食的调摄。

1. 食物宜清淡易消化

很多女性怀孕后，毫无节制地增加营养，甚至暴饮暴食，嗜食厚味，岂不知这样会增加脾胃的负担，造成脾胃受损，反而不能滋养胎儿。孕妇的膳食讲究要荤素兼备、粗细搭配、品种多样化。瘦肉、蛋类、豆类、各种时令蔬菜水果都是不错的选择。

古人有孕早期应"饮食精熟，酸美受御，宜食大麦，无食腥辛"，孕中期应"食稻麦，其羹牛羊"，孕后期应"调五味，食甘美"的经验，说明孕妇应注意饮食有节，富于营养，这是母亲和胎儿健康的保障。食物主食以大麦粉为主，要精心烹饪，做熟进味，不可过咸、过辛辣。

小贴士

"酸儿辣女"有道理吗？

刚怀孕的准妈妈大多喜欢吃些酸味食物，这属于正常的妊娠生理反应，民间传说的"酸儿辣女"是没有道理的。但在辅食上可以适量选择略带酸味的食物，中医认为酸入肝，酸味的食物可以补肝间接养胎。但要有度，过食辛辣腥酸的食物会影响胎气，所以此类食物最好不要多吃。

2. 少吃寒凉的食物

孕期吃多了生冷寒凉的东西会使孕妇脾胃虚寒，发生呕吐、腹痛、腹泻，甚至流产。万全早就告诫后人："妇人受胎之后，最宜调饮食，淡滋味……今为妇者，喜啖辛酸、煎炒肥甘生冷之物，所以脾胃受伤，胎则易堕。"所以，准妈妈尽量不吃寒凉的食物。可多吃些粳米粥、小米粥等，这些食物有益气养生的作用，可阻挡外邪侵入身体。

3. 适当控制体重

对于过于肥胖的孕妇，饮食上可以稍微控制一下，宜多吃清淡的食物、新鲜蔬果，防止胎儿过大，分娩时负担较大。

（二）调情志养性情

1. 调情志

古人讲"欲生好子，必先养气"。妊娠是女性生理的一个特殊过程，与此同时，心理上同样也会发生相应的反应，这种心理反应体现在孕妇的情绪变化上。在十月怀胎的过程中，前三个月是胎儿各个系统和器官分化和形成时期，尤其是大脑发育的最早，情绪对胎儿生长发育的影响会很大。好的情绪促进胎儿发育，不良的情绪抑制胎儿发育，甚至发生各种疾病。明代万全告诫说："受胎之后，喜怒哀乐莫敢不慎。过喜则伤心而气散，怒则伤肝而气上，思则伤脾而气郁，忧则伤肺而气结，恐则伤肾而气下，母气既伤，子气应之，未有不伤者也。其母伤则胎易堕，其子伤则脏气不和，病斯多矣。盲聋、音哑、痴呆、癫痫，皆禀受不正之故也。"也就是说，任何的情绪太过都会导致气机的异常，影响胎儿的发育。

（1）避免惊吓：不良情绪中，首先是惊吓对胎儿的影响最大，因肾主惊，惊恐易伤肝肾，一旦受到惊吓，孕妇产前及产后易出现抽搐等子痫症状，宝宝出生后发生抽搐等癫痫的几率亦较大。中医经典著作《黄帝内经·素问》奇病论篇中就有"帝曰：人生而有病癫疾者，病名曰何？安所得之？岐伯曰：病名为胎病，此得之在母腹中时，其母有所大惊、气上而不下，精气并居，故令子发为癫疾也"的记载。唯一防患的方法就是孕妇的居室一定要安静、安全，排除造成惊吓的隐患，这是在怀孕之前就要安排好的。

（2）不宜忧伤：肺主忧，孕妇怀孕期间悲伤忧愁，可使肺的气阴耗散，容易出现感冒、咳嗽等症状，孩子生下来免疫力会低下。因肺主皮毛，还可表现在皮肤上，宝宝出生后皮肤会失于润泽。悲伤忧郁一方面是由于怀孕后生理变化产生的，另一方面是因为孕妇更需要得到心理的呵护，而可能粗心的丈夫没有顾及妻子的感受。所以，提醒准爸爸们怀孕生子不是妈妈一个人的事情，两个人要齐心协力共同努力，你要做的事情就是把孕前的恩爱再加入细致入微的照料，这样的好男人，要给你们点赞的哦！

（3）禁止暴怒：怒伤肝，肝失疏泄，肝气郁积，容易肝阳上亢，出现胸胁胀痛，烦躁不安，头昏目眩，面红目赤，血压上升，孕妇容易患上妊娠高血压病，严重时甚至导致流产。《傅青主女科》中有"大怒小产"的记载。恼怒来自于夫妻之间，或单位同事之间，或家庭关系成员之间的矛盾，建议孕妇们采取理解、宽容、谅解、化解、忍让的方法，一定不能在孕期出现激烈的情绪。实在解决不了，你为了腹中的宝宝也要回避，让你先生帮你解决吧！

（4）不要过度思虑：过思则易伤脾。伤脾会导致气血不足，出现乏力、头昏、心慌、贫血等症状，直接影响宝宝的生长发育，导致胎怯、胎儿生长发育迟缓等问题。希望孕妇们不要把心事憋在心里，排解思虑最好的方法就是倾诉，可以向你的爸爸妈妈，还有兄弟姐妹、丈夫、好朋友、好同事等诉说你的思虑，这在心理学上是一种疏导的方法。

我们知道了以上不良情绪对孕妇身心健康和对胎儿的生长发育的影

响，就知道了胎教的必要性了，希望孕妇们加强自身品德的修养，保持心情舒畅，性情温和，遇事乐观，情绪稳定。

2. 养性情

南宋医学家陈自明在《妇人大全良方·胎教门·娠子论第二》中说："自妊娠之后，则须行坐端严，性情和悦，常处静室，多听美言，令人讲读诗书、陈礼说乐，耳不闻非言，目不观恶事，如此则生男女福寿敦浓，忠孝贤明。不然则男女既生，则多鄙贱不寿而愚。"更有"怀子常起贪妄之念，则子多贪窃；怀子常挟愤之心，则子多暴狠；怀子常造绮语诡行，则子多诈伪"的说法，古人尚且重修养，现代文明社会更应如此。具体怎样做呢？

（1）培养高雅情操：胎儿在母体内是能够感受到母亲的举止和言谈的，孕妇在怀孕期间的所作所为，可以直接影响到胎儿出生后的性格、习惯、道德水平、智力。所以，孕妇在学识、礼仪、审美、情操等各个方面均要特别注意哦！除了自己要行坐端严，性情和悦外，孕妇可适当阅读一些使人精神振奋、情绪良好的文学作品，这不仅可以充实、丰富自己，同时也熏陶了腹中的胎儿，对于孕妇及胎儿双方的身心健康都大有裨益。这种胎前教育使胎儿事先拥有了朦胧的美，出生后会较其他婴儿聪明、活泼、可爱。此外可以旅游或欣赏美术作品等，这些有利于调节情绪、陶冶孕妇情操，而且对下一代也是非常重要的。

（2）杜绝不良嗜好：有些青年男女在受孕前有一些不良嗜好如打麻将、吸烟、喝酒等，这些将对胎儿的发育产生极为不利的影响。如长时间打麻将，持续坐姿会使胃肠蠕动减弱，胃酸反流，引起厌食、呕吐，同时对腹部的压迫加大，大腿内侧及小腿背侧会出现静脉曲张、下肢浮肿等现象，不利于胎儿正常生长；打麻将时的赌博心理会影响到孕妇的情绪，使其紧张，患得患失，对胎儿的大脑发育不利。

（3）弹琴瑟（音乐胎教）：琴瑟是古人发明的乐器。琴与瑟均由梧桐木制成，琴为七弦，瑟为二十五弦。弹琴瑟是古代中医音乐胎教的雏形，常弹琴瑟可调节阴阳和纯洁心灵，如《千金方·养胎》有"弹琴瑟，调心神，和性情，节嗜欲，庶事清净"的描述。胎儿是具有听觉的，最令人感到惊讶的是胎儿竟然有乐感！音乐变化莫测，或行云流水，或炊烟缕缕，或如诗如画，激发胎儿内在潜能，所以有"始受胞胎，渐成形质，子在腹中，随母听闻"的说法。常听和弹拨琴瑟之乐可保胎、养胎，使胎儿具有平和心态。现多演变为其他乐器，但无论如何，西方的音乐胎教也是深受中国琴瑟影响的。

中国乐器常见的有古琴、笛子、二胡、古筝之类，中国古典乐器的风格多含蓄、婉转，让孕妇和胎儿有自然、悠扬、宁静的感受，常听中国古典音乐能达到促进胎儿智力发育的目的。胎教音乐分孕妇音乐和胎儿音乐两类。孕妇应选择那些委婉柔美、轻松活泼、充满诗情画意的乐曲。胎儿音乐，一般选择中国传统音乐和西方音乐中节奏平缓、流畅、温柔、甜美、轻松、活泼、明快的音乐，能激发胎儿的情绪和反应。

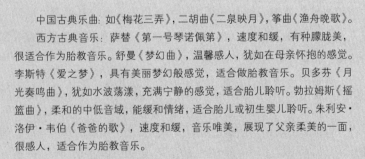

小贴士

适合胎教的音乐

中国古典乐曲：如《梅花三弄》，二胡曲《二泉映月》，筝曲《渔舟晚歌》。

西方古典音乐：萨替《第一号琴诺佩第》，速度和缓，有种朦胧美，很适合作为胎教音乐。舒曼《梦幻曲》，温馨感人，犹如在母亲怀抱的感觉。李斯特《爱之梦》，具有美丽梦幻般感觉，适合做胎教音乐。贝多芬《月光奏鸣曲》，犹如水波荡漾，充满宁静的感觉，适合胎儿聆听。勃拉姆斯《摇篮曲》，柔和的中低音域，能缓和情绪，适合胎儿或初生婴儿聆听。朱利安·洛伊·韦伯《爸爸的歌》，速度和缓，音乐唯美，展现了父亲柔美的一面，很感人，适合作为胎教音乐。

（4）宜静养：《叶氏女科证治》说："胎前静养，乃第一妙法。"

孕妇不要看丑恶的东西和现象如异类鸟兽、打架斗殴、射杀生灵，这些会影响到腹内胎儿的生长发育，要多接触美好的东西来影响胎儿，如多与贤人君子、圣德大师接触，还可观赏礼乐钟鼓。

建议孕妇们不要总闷在室内，要经常到空气清新、风景秀丽的环境中享受大自然的美，既能开阔眼界，增长知识，又能使自己心情愉快，胎儿健康成长。此外，居室环境对于孕妇也很重要，居室布置以整洁大方、轻松、温馨为格调，可以在居室的墙壁上悬挂一些活泼可爱的画片、照片、油画等，居室内可以喂养几条漂亮的金鱼，经常去观赏、喂养。孕妇在这样的环境中会放松情绪，这有利于消除疲劳，增添情趣。同时也可以促进胎儿的体格、智能的健康发育。

（三）适劳逸避寒温

1. 适劳逸

妊娠后应劳逸结合，既不可贪图安逸，也不可过于劳累。民间有5个月以前宜稍逸，5个月以后宜小劳的说法。

一般在怀孕早期，孕妇由于早孕反应，会懒动、乏力，可以适当休息，小逸一下。但绝不可过逸，过逸会导致全身气血不畅，不利于胎儿发育。但也没有必要做剧烈的活动，剧烈运动会引起身体疲惫，也不利于胎儿发育，应适当做些户外活动。就是中医所说，过逸则气滞，过劳则气衰。

妊娠中期，宜小劳。对在家待产的准妈妈来说，可适当做些家务活，如擦桌子、扫地、洗衣服、买菜、做饭等都是没有问题的。对职场孕妇来说，要注意避免过量的体力劳动，从事重体力劳动的孕妇容易发生流产，需要减少工作量，或调离至相对轻松的工作岗位。此外要注意：走路不要太急，下坡不要太猛，不要登高负重，不要涉险。

妊娠后期，快接近临产了，不要认为到最后了就可以什么都不做了，生产时需要力气，所以，还是要经常活动筋骨，备战分娩。

2. 避寒温

怀孕后，准妈妈生理上会发生特殊变化，气血汇聚下养胎元、抵抗力相应有所减低，容易被外邪侵犯而导致疾病，甚至影响胎儿发育造成胎病。中医认为孕期应适寒温、避外邪。"深居其处，厚其衣裳，以避寒殃，以密腠理。"事实证明，许多先天性疾病、畸形或死胎，与孕妇在早期感染外邪（如风疹病毒、流感病毒等）都有密切的关系。具体方法如下：

（1）多通风换气：常开窗换气是最好的方法，室内的污浊空气或外邪可及时扩散出去。最好每天持续通风换气，如果达不到的话，至少也要保证每天早晨或午睡后或晚睡前开窗换气。

（2）睡觉注意保暖：无论夏季还是冬季，晚上睡觉注意不要踢被子，注意保暖；晚上起夜要穿好衣服，不要光脚在地上走，要穿拖鞋。床上用品勤洗换、晾晒，避免病菌侵入。

（3）及时增减衣物：冬春季节天气变化比较大，北方冬天室内都有暖气，室内外温差大，孕妇要关注天气变化，随时增减衣服。空调尽量少开，以免着凉受热。

（4）少参加聚会：人多的地方各种外邪比较多，所以，各种聚会场合、医院、商店等，尽量少去，以免感染各种外邪，殃及胎儿。

（四）对话与抚摩

1. 常对话

明代医学家张介宾说："至精才化，一气方凝，始受胞胎，渐成形质，子在腹中，随母听闻。"意思是说胎儿在腹中已有"随母听闻"的语言感知能力。孕五个月后，胎儿的听觉功能已经完全建立，母亲的说话声已经可以传递给胎儿了。这时，孕妇亲切、委婉的语调会给胎儿留下美好的印记。语言胎教时最好准爸爸和准妈妈共同参与，准爸爸浑厚的声音会给宝宝留下难忘的美好刺激。爸爸妈妈可以给腹中的宝宝起乳名，如"点点""宝宝"等，经常呼唤之，使宝宝有深刻记忆。宝宝出生后哭闹时再呼其乳名，宝宝会很神奇地安静下来。此外，爸爸妈妈要经常和宝宝聊天、唱歌给他听，爸爸妈妈的爱会传递给胎儿，对胎儿的情感发育具有莫大益处。妈妈要常给胎儿讲故事，讲小白兔、金鱼、小猫咪、鲜花、森林、大海，尽管胎儿听不懂，但清晰的话语和声调，可使胎儿感受美妙和谐的意境、美丽多彩的世界，使胎儿心智得到启发，从而提高胎儿的想象力和创造力。

2. 施抚摩

宝宝天生喜欢爱抚。宝宝在妈妈轻轻地抚摩之后，会产生触觉反射，能促进大脑功能的协调发育。妈妈每晚睡觉前先排空膀胱，平卧床上，放松腹部，用双手由上至下，从右向左，轻轻地抚摩胎儿，就像在抚摩出生后的婴儿那样，胎儿会有轻微胎动以示反应。一般在早晨和晚上分别做一次，每次5～10分钟即可。开始抚摸时，他可能会用力挣脱或蹬腿，这表明胎宝宝"不高兴"了，这时就应马上停下来。过几天后，胎儿对母亲的抚摸适应了，胎儿会主动迎上去做出反应。但应注意手活动要轻柔，切忌粗暴。怀孕6个月以后，可以在孕妇腹部明显地触摸到胎儿的头、背和肢体。妈妈可以每晚平卧床上，放松腹部，轻轻触摸和拍打宝宝，使宝宝在宫殿内"散步""做体操运动"。这样反复的锻炼，可以使宝宝增强肢体肌肉的力量。经过锻炼的胎儿出生后肢体的肌肉强健，抬头、翻身、坐、爬、行走等动作都比较早。但要注意，宝宝出现踢蹬不安时，便应立即停止拍打或触摸，并轻轻抚摩宝宝，以免发生意外。

（五）谨房事慎服药

1. 谨房事

房事为受孕怀胎提供了必要的条件，但受孕之后，房事必须节制，否则，会导致难产、流产，或生后多疾。如《产孕集》所说："怀孕之后，首忌交合，盖阴气动而外泄，则分其养孕之力，而扰其固孕之机……筋脉震惊，动而漏下，半产、难产、生子多疾。"

一般主张在怀孕前 3 个月和 7 个月之后慎房事。怀孕早期，妊娠反应常常给孕妇带来许多不适，恶心、厌食、嗜睡、疲劳，自身及胎儿的营养常常供不应求，孕妇很少有闲情逸致取房事之欢。而 7 个月后，孕妇腹部逐渐增大，身体笨重，会产生诸多不便。而且胎儿即将入盆，阴道变短，房事会刺激宫颈而引起宫缩，加之在房事中有可能将细菌带入孕妇体内，严重者会造成感染，那就得不偿失了。因而这两个阶段，应谨慎行事。

2. 慎服药

怀孕期间难免罹患疾病，而怀孕的前三个月，正是胚胎形成期，吃药应特别谨慎，否则会影响胎儿生长发育，甚至流产、死胎。当然，一旦在孕期患病，并不是绝对不能服药，而应选择既能治病，又对胎儿影响小的药物，或者采取中医等稳妥的治疗方法。可能引起流产或损害母子的药物，《妇人大全良方》将之编成"孕妇药忌歌"，并说："切须妇人产前忌，此歌宜记在心胸。"在禁忌药物中，主要是活血破气、滑利攻下、芳香渗透、大热有毒之品，如巴豆、牛膝、大戟、三棱、芒硝、斑蝥、桃仁、牵牛、莪术、水蛭、虻虫等。这些忌用药物中，大多是毒性较强，或者药性猛烈的药物，对胎儿发育都有影响。而西药中抗生素类、磺胺类、消炎类、镇痛类、激素类、抗过敏类、抗癫痫类等药物也会导致胎儿畸形、早产、流产、核黄疸、智力低下、痴呆等。这些药物在妊娠期间都要禁用或慎用，非用不可者，应在医生指导下进行。要做到用药单一、剂量小、时间短。

（六）国学胎教

国学胎教可结合音乐、语言、抚摸等方法，将《三字经》《百家姓》《千字文》《弟子规》《诗经》《论语》等国学的有关章节进行阅读、朗诵、吟诵。其目的一是让孕妇了解国学经典，二是的陶冶孕妇情操，三是促进胎儿大脑发育，让出生后的孩子更聪明。

小贴士

胎教指导

以上各种方法可以交叉应用，综合地对胎儿进行教育、训练，这对出生后婴儿的智力开发十分有利。对孕期中进行的各种胎教训练，均应详细地记录下来。如胎动的强弱、多少、部位（肢体动还是躯干动）等等。经过一段时间训练后，可总结胎儿对某种刺激特定的反应或规律，有助于研究者和家长对胎儿发育情况进行了解。在此期间，一定不要忘记对孕妇本身实施的其他一切保健措施。

毋庸置疑，胎教对孩子的智力、性格、感情、能力乃至于人生道路的选择，都起着重要的作用。但是，在这里需要说明的是，胎教的目的是激发胎儿内在的潜力，提高胎儿的素质，不是培养"天才"，更不是培养"超智儿童"，如抱着这种想法，就会偏离胎教的目的。成才的因素很多，除了胎教，还有遗传因素、出生后继续教育和环境因素，以及个人的兴趣、意志、品德等非智力因素。胎教只是在人生起点使人成才的基础之一，请朋友们以正常的心态看待胎教。

三、逐月养胎与胎教

中国古代的胎教观中胎教是从女性成为准妈妈那一刻的言传身教开始。女性在怀孕之后，在言行举止方面更要严格规范，对于情绪的要求通常是要中和宁静，这样孕育出的宝宝会性情敦厚；同时多听美好的语言以及诗书讲读，就相当于现在的语言胎教；对于生活的环境也有诸多要求，远离非言恶事，这是准妈妈对自己整个孕期环境的一种美学要求，只有好的环境才有好的心境，而好的心境则是好的身体的重要条件。

我们基于中国文化对胎教理念的倡导，以及现代医学对胚胎发育的智能发展和心理发展的明确研究结论，给准妈妈们提供一套中西合璧的全方位胎教方案，希望能让每个家庭孕育一个高质量的智慧宝贝。

（一）孕一月养胎与胎教

生命的种子已经开始在妈妈体内生根发芽，准妈妈开始了孕育生命的历程。对新生命的期盼，对幸福的憧憬将伴您度过整个孕期。

《逐月养胎法》讲："妊娠一月名始胚，饮食精熟，酸美受御，宜食大麦，无食腥辛，是谓才正……不为力事，寝必安静，无令恐畏。"

中国传统胎育医学认为：怀孕1个月时肚子里的小生命只能称之为胚，孕妇的食物要少而精，主食以大麦为主，因为大麦具有很强的生发之力，十分有益于胚胎生长。少吃荤腥辛辣的食物。此阶段孕妇身体不要过劳，睡眠环境要安静，无噪声打扰，更不能受到惊吓。不然，容易导致流产。

1. 胚胎与准妈妈

1～4周左右的受精卵，在火速完成了重要的着床工作后，一周一变样，从桑椹胚到小胚囊，最终变成了"胚芽"。

这个小小的胚芽一边在做着细胞的分裂一边还要马不停蹄地同步在做着神经管闭合的重要功课，神经管闭合的完整度将直接决定未来小朋友整个中枢神经系统的质量；在怀孕第一个月末，神经管的上端出现膨胀，后来发育为大脑的三个主要的部分——前脑，中脑，后脑；同期，心脏也开始有了跳动。

准妈妈们这一阶段最重要的胎教核心就是务必稳定身心。此刻你的身体可能会变得嗜睡、困倦，甚至可能有少量流血及呕吐，这其实也是小生命在初来乍到时的不安与惶恐，需要与妈妈的身体更好地磨合。在子宫内的第一个月结束时，这个神奇的小生命如小豌豆般大小。

2. 胎教与养胎方案

妊娠1个月时，胚胎刚刚形成，古人说"妇人怀胎，一月之时，足厥阴脉养之"。足厥阴脉指的是肝经，属木如春。妊娠十月与四时时令很相似，怀孕初始，如春木始发。应注意居处环境、情绪、饮食等几个方面的调理。

（1）静心养胎：怀孕初期的女性极易焦虑，胡思乱想，甚至莫名哭泣，中医认为是肝的疏泄受到影响，使气血上冲，而下焦气血不足，这样就会影响胎儿的生长发育。所以，此阶段孕妇一方面要居处安静环境，静心养胎；另一方面学会控制自己的情绪，自我排解烦恼，每天保持好心情，保证好睡眠，不去嘈杂的地方，少上网，不看乱七八糟的书，避免惊吓，才有利于胎儿发育。

（2）劳逸结合：有的孕妇一旦确定怀孕了，就在家待着，懒得运动了，这样不好。因为胚胎第一个月主要靠肝经来养。肝主筋脉，主藏血，肝血足则手足灵活，孕妇不运动的话，气血运行不畅，就不能养胎，对胎儿自然就不利了。孕前进行体育健身的孕妇，怀孕后并没有必要马上停止锻炼，但不能再增加运动量了，当然，重体力劳动是不提倡的，太过用力容易导致流产。

（3）饮食养胎：古人讲"饮食精熟，酸美受御，宜食大麦，无食腥辛"。意思是食物要做得很精致，色香味俱全，能引起孕妇的食欲，同时要易于消化吸收，不要人为地造成脾胃的负担，不要吃生冷的食物，应多吃富有营养的食物，并且要精细熟烂。在主食上可多吃点大麦饭，大麦属于生发性食物，在胎儿胚胎阶段吃大麦十分有益于孩子的生长。我国土地辽阔，各地都有自己独特的面食方法。比如，北京的炸酱面，河南的烩面，山西的刀削面，陕西的臊子面、油泼面……我们身处具有悠久饮食文化的国度里，是件多么幸福的事情啊！

（4）国学胎教：孕一月可以读《三字经》，或听看相关视频，以补习国学知识，净化心灵以养胎。

《三字经》，是中国的传统启蒙教材。在中国古代经典当中，《三字经》是最浅显易懂的读本之一。《三字经》取材典故，包括中国传统文化的文学、历史、哲学、天文地理、人伦义理、忠孝节义等等，而核心思想又包括了"仁，义，诚，敬，孝"。背诵《三字经》的同时，就了解了常识、传统国学及历史故事，以及故事内涵中的做人做事道理。

3. 注意事项

（1）补充叶酸保护脑神经：叶酸，一种 B 族维生素，有促进胎儿神经系统的正常发育的作用。孕早期正是胎儿神经管发育的关键时期，补充足够的叶酸可以降低神经管畸形发生率，防止无脑儿与先天性脊柱裂胎儿的发生。同时，可以使胎儿发生唇裂或腭裂的危险减少 50%，而且还可以降低早产及低体重儿的发生率。富含叶酸的食物包括绿叶蔬菜如油菜、甘蓝、小白菜；水果中储量也很丰富如香蕉、草莓、橙子等；动物的肝脏、豆类中也有大量叶酸。

（2）预防孕吐：在营养胎教方面我们可以主动调整饮食，吃一些清淡食物降低妊娠反应；甚至是可以通过味觉的调整来缓解呕吐，比如说随身准备一些姜丝、橘皮，可以在难受的时候拿出来闻一闻；如果你周围有专业芳疗师，还可以用一些在孕期非常安全且有效的精油以嗅吸的方式降低或解除呕吐。

（二）孕二月养胎与胎教

《逐月养胎法》讲："妊娠二月名始膏，无食辛燥，居必静处，男子勿劳，百节皆痛，是为胎始结。"

在祖国传统胎育观中，怀孕 2 个月的小生命就像膏（玉）一样，全身晶莹通透，各个脏器，包括血管都清晰可见。这时孕妇饮食应清淡，居住应安静，不要感受风寒。不然的话，会全身疼痛，严重者胚胎会停止生长或流产。这与现代医学对于孕早期的孕妇生活建议如出一辙。

1. 胚胎与准妈妈

这个通体透明的小生命在受精后大约 5 周大小的时候，皮肤就开始形成并且持续成长，由于胚囊的外胚层最终形成了皮肤与大脑，所以皮肤也称作是"神经系统外露的一部分"。受孕之后 5～6 周开始，胎儿对触觉的敏感度在宫内快速发展。

第八周末，胚胎不仅内部器官到位，身体上能够辨认出更多的人的样子，更重要的是面部的五官也已经完备了。所有这些惊人的成绩加起来，是作为"初级胚胎"的里程碑。此阶段超声波检查可探及胎心搏动，胚胎也可以像小蚯蚓一样在妈妈的子宫里蠕动了。这个初级"胚胎"的大脑依然在勤奋地发展着最初的结构，在上个月的基础上又发育了间脑、脑桥以及延髓等重要的部分，这可是智慧的基础。

很多孕妇会出现早孕反应，出现头晕、乏力、嗜睡、流涎、恶心、呕吐、喜欢酸性食物、厌油腻等症状。早孕反应由轻到重，一般持续两个月左右。还会出现尿频，甚至每一小时一次。出现白带增多、乳房增大、乳房胀痛或刺痛的感觉，乳晕出现小颗粒、腰腹部酸胀。乳房有时会有刺痛或者抽动的感觉。

2. 胎教与养胎方案

（1）平和内心，接纳"爱的礼物"：这个时期孕妇一方面因为怀上自己的宝宝而骄傲和自豪；另一方面又因为没有妊娠的经验而有恐惧和紧张心理；此外这个月你在快乐和兴奋之余也将可能进入不适期，比如呕吐、尿频等状况也总是突然而至扫了你的兴。养胎的首要任务是让孕妇情绪平稳，居处要安静，避免惊吓、愤怒、恐惧、忧伤、焦虑等不良情绪刺激。正如《千金要方》所说："二月之时，儿精成于胞里，当慎护之，勿惊动也。"

（2）饮食养胎：自古以来，主张孕妇的饮食最好以营养、清淡为主，如瘦肉、鱼、禽、蛋类、牛奶、豆浆，以及各种绿叶蔬菜和水果等。而"无食辛臊"，即不吃辛辣燥热、膏粱厚味、肥甘厚腻、炙煿油煎的食物，吸烟饮酒更是在避忌之列。这些饮食和嗜好会使孕妇体内热邪、痰浊壅滞，造成脏腑失调，尤其是损伤脾胃之气，最终影响胎儿的正常发育。古人说："儿之在胎，与母同体，得热则俱热，得寒则俱寒，病则俱病，安则俱安。"小儿的病症很多都与妈妈的体质有关，提醒孕妈妈高度重视。

（3）音乐胎教：从怀孕第 8 周开始，胎宝宝虽然听觉还相当微弱，但可以实施音乐胎教了！

此阶段可以进行音乐胎教了，可一直持续到分娩。音乐胎教的形式非常多元化，在这个月可以反复进行冥想式音乐胎教的操作，简单易行且不需要过大过多的躯体动作。建议找一些适合冥想的音乐（不建议用流行音乐），这些音乐可以让你感觉放松和平静。在音乐里进入冥想不仅可以帮助孕妇调整呼吸，而且音乐在孕妇的身体内还能潜移默化地改变血流速度，最终达到调适情绪的效果。

冥想音乐推荐：

1）吴金黛的《森林狂想曲》《绿色方舟》等音乐在沁人心脾的旋律里收录了真实的海洋，调皮的虫鸣，清亮的鸟啼，辽远的风浪等声音。这一切的美妙的声音组合，让我们如同躺在海滩，看浪花卷来贝壳、冲走海沙，又好像置身丛林，与花儿对话，听它说生命的色彩。基本上每一位中国准妈妈都会喜欢哦！

2）神秘园是一支著名的新世纪音乐风格的乐队，《神秘园之歌》系列音乐溶合了爱尔兰空灵飘渺的乐风以及挪威民族音乐及古典音乐，乐曲恬静深远，自然流畅，使人不知不觉便已溶入其中。《来自神秘园的歌》为神秘园的首张专辑。这张专辑风格比较统一，乐曲舒缓柔美，令人不得不沉醉于其中，非常适合胎教。

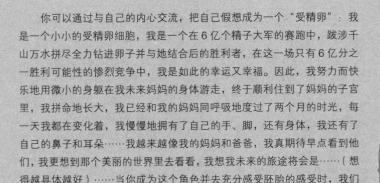

小贴士

冥想交流

你可以通过与自己的内心交流，把自己假想成为一个"受精卵"：我是一个小小的受精卵细胞，我是一个在6亿个精子大军的赛跑中，跋涉千山万水拼尽全力钻进卵子并与她结合后的胜利者，在这一场只有6亿分之一胜利可能性的惨烈竞争中，我是如此的幸运又幸福。因此，我努力而快乐地用微小的身躯在我未来妈妈的身体游走，终于顺利住到了妈妈的子宫里，我拼命地长大，我已经和我的妈妈同呼吸地度过了两个月的时光，每一天我都在变化着，我慢慢地拥有了自己的手、脚，还有身体，我还有自己的鼻子和耳朵……我越来越像我的妈妈和爸爸，我真期待早点看到他们，我更想到那个美丽的世界里去看看，我想我未来的旅途将会是……（想得越具体越好）……当你成为这个角色并去充分感受胚胎的感受时，我们将在这一次的冥想中完成对这个生命的联结，也会让你对这个新生命的到来，拥有新的认知和看法。

（4）国学胎教：熟读《三字经》的某些句子，背诵下来，将《三字经》的有关故事熟记，以便在下一步语言胎教时，朗诵或讲给胎宝宝听。

3. 注意事项

（1）禁止性生活：第二个月尚属于妊娠的早期，不当的性生活会导致流产，丈夫要理解和体贴妻子，禁止性生活，让新生命安稳顺利度过妊娠早期阶段。

（2）预防胎儿畸形：胚胎在早期对外界因素最敏感，由于胎盘尚未完全形成，其屏障功能发育不够完善，胎儿的头颅、面部、四肢及各个脏器刚刚开始形成，这个时期如受到环境、药物及外邪（如病毒）侵袭，胎体任何一个部位都有可能发育停顿或向异常方向发育。

这个阶段，家庭禁止饲养宠物狗、猫，鸟类及爬行类动物；尽量不要到公共场所如医院、车站、商店等人多的地方。

小贴士

早孕反应的处理方法

（1）饮食清淡：少吃油腻咸寒的食物。在口味上可投其所好，如喜欢吃酸味的食品如橘子、梅子干等，可以适量吃，但一定保证其他各种营养成分均衡，以满足孕妇和胎儿的需要。

（2）少食多餐：可2～3小时进食一次，妊娠恶心呕吐多发生在清晨空腹时，为了减轻孕吐反应，在进餐时不要过多喝汤，可吃些稍干的食物，如面包片、饼干等。多吃偏碱性的蔬菜、水果，以防出现酸中毒。还可口含姜片，喝橙皮水。妊娠反应较剧，可服用维生素 B_1、B_6 缓解胃肠道的反应。

（3）分散注意力：孕妇一旦进食后出现呕吐，不要紧张，可做做深呼吸动作，或听听音乐，或室外散散步，然后再继续进食，进食后，最好卧床休息半小时，可使呕吐症状减轻。

（4）避免刺激气味，如厨房油烟味或其他不喜欢的气味。

（5）家人从精神上多给予关注，生活上多一些照顾，对孕妇的烦躁心情多一些体贴和理解，使孕妇精神愉快，这些都有助于减轻妊娠反应。

（三）孕三月养胎与胎教

《逐月养胎法》讲："妊娠三月名始胎，当此之时，未有定仪，见物而化。欲生男者，操弓矢；欲生女者，弄珠玑；欲子美好，数视璧玉；欲子贤良，端坐清虚，是谓外象而内感者也。"

在祖国传统的胎孕理论中，将孕 3 个月时的胚胎称之为"胎儿"，因为这个阶段的胎儿已经初具人形，若希望所生的孩子德行和面容美好，建议孕妇可以多把玩珍贵的璧玉，意为"君子温润如玉，女子肤若凝脂"。这与中国古代一直以来"外象内感"的说法直接相关，是说人和物之间有"感应"，如果孕妇总看美好的事物，胎宝宝也会更加美好；而如果孕妇总看恶俗的东西，也会无形中影响宝宝。

1. 胎儿与准妈妈

在前两个月结束时，我们通过超声波已经能第一次看到胎儿胸部起伏的"呼吸运动"，这成为胎儿在子宫内重要的发育指征。10 周后胎儿的运动显著增加，但妈妈很难感知到。到第三个月月底，孕早期结束时，胎儿会有更多的身体移动，在妈妈自带的"水中健身房"中游来游去。这一阶段胎儿对所处环境的变化十分敏感，子宫里不仅需要清洁的空气，还需要妈妈足够的营养供给。

孕妈妈下腹部还看不出明显隆起，由于生理变化，阴道的分泌物比平时略增多；胎儿压迫膀胱会出现尿频；乳房逐渐胀大，乳晕和乳头色素沉着更明显，颜色变黑；面部可能会出现褐色的斑点，不必太担心，这是怀孕的特征，随着分娩的结束斑点会逐渐变淡或消退。

2. 胎教与养胎方案

（1）转换环境，变化心境：准妈妈在这个阶段都会有一段心理的不适期，会突然莫名地悲伤，或者是对家人的依赖度大大地增强，这是很正常的一个心理过渡期。如果可以，建议你到户外去接受阳光的沐浴，感受自然的气息和新鲜的空气，看看外界的景物和快乐的人群……环境、光线以及声音的改变会快速调节准妈妈短期并不美丽的心境。

此阶段，孕妇的情绪至关重要，因为胎儿在子宫里发育的好坏与不同情绪的荷尔蒙有直接关系，如果妈妈一直处于抑郁或是高度焦虑的状态，那么妈妈体内大量皮质醇和肾上腺素的分泌会影响胎儿大脑的发育，宝宝在出生后可能产生一些心理障碍。

孕妇应始终保持心情愉快，情绪稳定，避免惊恐忧思郁怒等刺激。孕妇的情绪可以通过内分泌的改变影响胎儿的发育，所以，要求孕妇"调外象而悦内感"，孕妇要做到静心养息，怡养性情，以安和气血。

（2）户外行走，运动胎教：这个月的孕妇身体感受如果越渐良好的话，可以安心地走出户外了，不仅能让情绪得到好的转化，而且能够适当地控制体重，更重要的是，可以给即将孕中期的胎宝宝做胎教规划了。

虽然孕早期的女性不适合剧烈和过度运动，但当最重要的前两个月已经让胚胎充分稳定地驻扎在子宫里，那么这个月就可以在户外缓步行走了。在孕前有运动习惯和基础的妈妈，孕早期缓而轻的简单运动反而能让她们感受良好。总而言之，拥有一个健康的身体和高质量的受精卵，才是孕育的根本和核心。

（3）关注营养，控制体重：关注营养摄入，同时控制体重。有一部分孕妇孕早期一直呕吐，体重不增反降，而妊娠反应一结束就开始大吃大喝；有的孕妇没有妊娠反应，就更觉得要给宝宝补充大量营养……这些方式都会令体重暴涨，给整个孕期体重管理带来隐患。

推荐几种养胎保健的中药：

红枣：红枣味甘性温。一是有健脾养胃、补益气血作用，对孕妇的身体调养很有帮助。二是有舒肝解郁安神的作用，可以缓解孕妇心神不安、产后抑郁。三可促进胎儿大脑的发育。每天服用3～5颗即可，不要多吃，否则会影响消化。

核桃仁：有滋补肝肾、补气养血、温肺润肠的作用，还能益智、乌发。孕妇经常食用，宝宝的头发会长得润泽茂密。核桃仁的润肠通便作用，可缓解孕妇的便秘。核桃仁油脂大，每天服用 2～4 颗为宜。生吃、炒熟了吃均可。

花生米：花生，又称长生果。有补脾和胃催乳滑肠等作用，对孕妇和宝宝都有益处。生花生性偏凉，生食过多，易导致腹泻。而炒熟的花生性偏温，食用过多，会上火。所以每天服用 10～15 颗为宜。

山药：有益肾补肺健脾作用，孕前补益肺脾肾，孕后用来养胎。可以蒸着吃，也可以炒着吃。

枸杞子：补益肾精作用较强。每天 20g 就足够了，可像吃葡萄干那样嚼着吃。

甲鱼：性平偏温，有滋阴强肾养胎作用。甲鱼煲汤，第一次一定要时间短，保持鲜嫩。第二次连同甲壳一起小火慢炖，将鳖甲内成分熬制出来，起到滋阴润燥的作用。但甲鱼补益作用强，每个月食用一次即可。

> 孕早期的宝贝对妈妈身体里的营养物质的需求是质高而不是量大，更有相当一部分来自于备孕期身体的良性储备，不宜在孕早期狂进补。

（4）**音乐胎教：**以下音乐胎教方法一直到分娩前，都可以有选择地使用。

1）**歌唱式音乐胎教：**这是准妈妈给胎宝宝最简单的音乐胎教形式，母亲在自己的歌声中陶冶了性情，获得了良好的胎教心境，并能从中得到心理上的满足；另一方面，母亲在唱歌时产生的物理振动，胎儿是能明确听到的，这是任何形式的音乐都无法取代的。

2）**聆听式音乐胎教：**聆听好的音乐能够让准妈妈产生美好的情绪，因此准妈妈需要找到自己喜欢和适合自己的音乐；另外，到孕晚期的宝宝已经能够对妈妈经常放的音乐有记忆了，他喜欢听妈妈放一些自己喜欢的音乐。

3）吟诵式音乐胎教：吟诵式音乐胎教是指准爸爸准妈妈在音乐伴奏下，有节律地朗诵文学作品，以此来刺激胎儿的听觉感知能力。能帮助宝宝更早的熟悉爸爸妈妈的语音和语调，较早激发宝宝的语言反射区的发育。

4）冥想式音乐胎教：冥想式音乐胎教是一种将冥想与音乐有效结合的音乐胎教方式。通过音乐进行冥想的准妈妈，更容易进入到情绪平和的状态，同时也更有助于帮助胎宝宝和准妈妈产生深层心灵交流和共鸣。

5）律动式音乐胎教：准妈妈可以伴随着自己喜欢的音乐节奏，进行一些四肢舒缓的律动。在律动的过程中，妈妈的身体节奏，能够伴随音乐律动一起传递给胎儿，一方面可以增加胎宝宝对节奏的感知，另一方面这样的节奏也会让宝宝非常愉快且有安全感。

6）抚摸式音乐胎教：伴随着美妙的音乐，准妈妈可以通过不同的抚摸方式来进行与胎宝宝的互动。不仅可以让宝宝感受到妈妈对自己的爱与关注，更重要的是孕晚期宝宝对方位和按压的感觉已经越来越成熟了，胎宝宝可以跟妈妈有非常明确地反馈互动。

7）音乐胎教的提示与建议

①关于音乐选择：很多准妈妈发现孕期突然很喜欢听中国古典音乐，比如说《琵琶语》《欢沁》《春江花月夜》等等；另外也可以尝试古琴音乐，胎宝宝对这类音乐的喜好度有时候超出我们的想像哦；还可以听NEWAGE乐派的音乐，比如久石让、雅尼、恩雅的音乐作品，或者《神秘园》《班得瑞》《森林狂想曲》这些专辑中的偏于沉静或轻灵的音乐，甚至是一些瑜珈类的灵修音乐，也可以快速调整准妈妈的情绪进入一个平和、喜悦、安然的状态。如果喜欢欧洲古典音乐，可以选择一些巴洛克时期的音乐，巴赫、肖邦，还有莫扎特早期音乐都完全可以，《蓝色多瑙河》《勃拉姆斯摇篮曲》《莫扎特40号交响曲》《巴赫小步舞曲》等都不错。

②关于音乐音量：建议环境音响 70 分贝以内（当音响声过大会令你觉得心烦，就不合适啦）；千万不要把音响源（耳机、MINI 音箱等）贴在肚子上，应至少离音响源 1 米，以免对胎宝宝听力造成不可逆的损伤。不建议去 KTV，或去电影院看低音很重的大片，宝宝的小耳朵受不了哦！

关于胎教频率

请注意，此处讲到的胎教频率适用于所有的胎教形式，不仅仅是音乐胎教。

胎教并不是做得越多越好，也不是越频繁越好，每天 1 ～ 2 次，建议在晚间睡前的 20 ～ 22 点之间，每次 15 ～ 30 分钟即可，坚持 3 ～ 5 周即可与宝宝建立胎教的时间规律。

由于每位准妈妈和胎宝宝都存在个体差异，千万不要以胎动的多少和有无来判断胎教的效果，准妈妈可根据自己与胎宝宝的精神状态来进行相应地调整。

我们并不建议一天 24 小时不断地给胎宝宝进行胎教信息的输入，因为胎儿在母亲的子宫里也需要安静的高质量的睡眠，且睡眠过程也是胎儿生长与发育的重要时刻。

同时，也不推荐用胎教仪给胎宝宝做胎教，毕竟胎宝宝是需要在胎教中与父母进行多元化智能的亲子情感互动，而胎教仪无法实实在在地传递父母的情感和多元化的胎教信息。这对于胎宝宝的性格、人格与大脑的发育都不能给予全方位的滋养。

（5）国学胎教：了解《百家姓》，增长国学知识。记住自己与老公的姓氏起源的故事，以便在语言胎教中讲给胎儿听。

《百家姓》是一本关于中文姓氏的书，成书于北宋初。原收集姓氏411 个，后增补到 504 个，其中单姓 444 个，复姓 60 个。

《百家姓》的次序不是各姓氏人口实际排列，是因为读来顺口，易学好记。《百家姓》与《三字经》《千字文》并称"三百千"，是中国古代幼儿的启蒙读物。"赵钱孙李"成为《百家姓》前四姓是因为百家姓形成于宋朝的吴越钱塘地区，故而宋朝皇帝的赵氏、吴越国国王钱氏、吴越国王钱俶正妃孙氏以及南唐国王李氏成为百家姓前四位。

3. 注意事项

孕检与建档。孕三月，也就是孕12周时，应选择妇产医院或有产科的综合医院，建立"孕期保健手册"档案，以后每次孕检结果都将记录在内，供日后参考。

此次检查项目主要包括：量体重和血压；医生进行问诊；B超检查（主要是听胎心，排除宫外孕和计算胎儿大小）；验尿；身体其他各部位的检查；抽血；检查子宫大小；胎儿颈部透明带筛查（主要是对宝宝患唐氏综合征的可能性进行评估）。

（四）孕四月养胎与胎教

《逐月养胎法》讲："妊娠四月，食宜稻粳羹，宜鱼雁，是谓盛血气，以通耳目而行经络……四月之时，儿六腑顺成，当静形体，和心志，节饮食。"

孕4个月时，胎儿的血脉已经贯通，通过现代科技手段，已经可以清晰地看到这个阶段胎儿的血管；这一时期，胎儿的内脏也逐渐形成。因此，准妈妈要时时保持愉快的心情，做到饮食有节，应该用最好的稻米，加上鱼或鸡、肉等做粥，以保证胎儿的健康发育。

1. 胎儿与准妈妈

怀孕4个月的胎儿听力逐渐发育完全，尤其是6个月后，胎儿的听力几乎和成人接近；而胎儿的眼睛已经开始能够逐步感知光线了，所谓"耳聪目明"的时刻到了。此时胎儿处于脑发育高峰期中，来自准妈妈的各种胎教信息刺激都会储存到正在发育的脑细胞中，更重要的是，这些信息越多，也越会促进胎儿的脑细胞之间的相互连接和良性发育。

准妈妈的腹部已微微隆起，看上去有点像孕妇模样了。准妈妈的乳房增大，乳周发黑，乳晕更为清晰；"白带"增多，它是阴道和宫颈的分泌物，属于正常现象；增大的胞宫继续压迫膀胱和直肠，膀胱容量减少，出现尿频。

2. 胎教与养胎方案

（1）运动胎教：运动胎教可以适时适度地开展，并建议一直持续到分娩。运动对于准妈妈而言好处多多，可以控制孕期体重的增长，还可以强健自己的体质为顺产做好准备，重要的是让自己的皮肤增加弹性，可以降低妊娠纹的出现，同时对宝贝出生后体质体能的发展也有着非常好的效果。不过准妈妈们对孕期运动的选择还需要谨慎科学，建议到专业的孕期运动机构进行适合个人孕周和体能所能够承受的运动。孕期运动的形式越来越多元化，孕期瑜珈、孕期健身操、孕期游泳、孕期太极以及孕期的分娩球练习都可以选择。

1）运动胎教的好处与作用：准妈妈在孕期适量运动，对于孕中晚期的腰背疼痛，以及妊娠高血糖都有良好的缓解和控制效果，这个过程又是对身心健康的良好调整。

不同的运动体位使胎儿相对位置改变及子宫内羊水晃动，不仅会持续刺激胎儿皮肤触觉，还能很好地训练胎儿的平衡觉；有利于让胎儿形成顺利分娩的姿势。

运动可以促进准妈妈和胎宝宝的血液循环，在使妈妈精神状态更好的同时，还能够增加胎盘血供，使胎宝宝身体有力，为分娩时与妈妈更快见面做好充分准备。

运动可以增强孕妇腹肌、腰背肌和盆底肌的张力和弹性，使其关节、韧带松弛柔软，有利于孕妇正常妊娠及顺利分娩。

运动可以控制孕期体重的增加，让肌肉纤维更有弹性，不仅可以预防妊娠纹的发生，还能很好地促进产后体形恢复。

运动时，体内会产生大量的气体交换，可向胎儿的大脑提供充足的氧气和营养，对胎儿大脑发育有着明确地促进作用。

运动可以解除孕妇的疲劳和不适，使其心情舒畅。

2）运动胎教方法的选择：由于孕期身体的特殊性，孕妇对运动安全的要求很高，可以根据个人情况酌情选择运动方法，可以与老公共同练习，也可以找到你喜欢和信赖的专业老师一起快乐练习。

①散步：散步是一种非常好的运动方式，孕妇在怀孕各期均可以散步运动。散步可以稳定情绪，增加食欲，改善睡眠，保持肌肉健康，有利于顺利分娩。建议每天散步时间在 1～2 小时，可在每天早上起床后或晚饭后进行。孕妇也可根据自己的感觉来调整，以不疲劳为宜。如孕妇的体重超标，散步的速度可稍快，但注意不要过度，以免伤及胎儿。

②伸展运动：经常做伸展运动可以使肢体灵活，增加肌肉功能，使血脉畅通，有利于分娩，在运动时注意不要拉伤肌肉。

③游泳：孕妇在怀孕中期，这项运动相对安全，其他时期不建议选择游泳。游泳是孕期非常好的锻炼方式，但在国内大多数的公共游泳空间里，水质水温及场地安全性，都存在较多的隐患，女性的生殖结构本就比较特殊，容易受感染，在孕期更加容易患上阴道炎，所以，游泳这件事情在孕期应更加谨慎和小心。

④孕期瑜伽：这是为身体素质达到要求的孕妇设计的运动方式，建议在专业人员指导下进行。孕期瑜伽不仅可以很好地帮助孕妇建立分娩的信念，缓解孕期出现的精神不适，还能有效的缓解孕期身体的疼痛感，改善体态，控制体重，强健骨盆区域，缓解孕期出现的浮肿，让妈妈和宝宝能够健康地舒适地度过孕育阶段。

⑤低强度的有氧操：此项运动可锻炼孕妇的柔韧性和控制力，能有效地减少分娩时间，预防难产。还可以改善孕妇的情绪。目前，国际流

行特别为孕妇打造的一些运动，如骑自行车，舞蹈，健身操，凯格尔运动，分娩球等。在中国，也有一些社会保健机构实施了这些运动，但中国人的体质与欧美人体质存在明显差异，孕妇应量力而行，或在专家指导下进行。

孕期运动注意事项

（1）孕12周之后就可以开始运动，运动量要从小到大，循序渐进。

（2）根据身体状态，请专业老师协助设计适合、适当、适量的孕期运动规划。

（3）由于孕期身体的特殊性，不要做对腰骶压力大、压迫腹部或拉伸腹部的动作。

（4）运动时保持呼吸顺畅，不屏气，以免造成胎宝宝缺氧。

（5）单次的运动量不超过一个小时，运动中有不适感觉要立刻停止。

（6）有先兆流产史、早产史、前置胎盘及多胎妊娠等，须听从医嘱少量运动或不运动。

（7）禁止练习对腹部造成挤压的运动，比如折叠式的体位以及劈叉类动作，这样的动作让腹内压增高，减少腹部的空间，从而危及胎儿，会造成意外伤害。

（2）饮食养胎：尽量多摄取清淡而富有营养的食物，特别是有过严重早孕反应的准妈妈，身体营养状况不好，更要摄入清淡富有营养的饭菜，少吃油腻碍滞脾胃的食物。一般在孕期4个月时，胎儿的体重平均每天增加约10g，骨骼的生长加快。胎儿因生长需要，通过脐带向母亲摄取各种营养物质，因此，妇女怀孕期间要多吃鱼、虾、蛋类等各种动物类食物。《千金要方》说："妊娠四月，始受水精，以成血脉。食宜稻粳，羹宜鱼雁，是谓盛血气，以通耳目，而行经络。"就是此意。

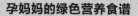

小贴士

孕妈妈的绿色营养食谱

　　虾丸豆腐青菜汤：虾仁，营养丰富，肉质松软，易消化；豆腐，属于优质植物蛋白，营养价值很高。制作方法：虾剥壳去肠洗净，豆腐搅碎，瘦肉剁碎，三种食材一起挤捏成丸子，放开水中，煮熟，然后放入木耳和青菜（时令青菜即可），再滚片刻，用香油和盐调味即可。

　　乌鸡养血煲汤：乌鸡一只，将阿胶10g，党参5g，当归10g，生姜3～5片，大枣5～6枚放入锅内，与乌鸡一起煲汤。可调和肝气，益肾养胎。

　　（3）国学胎教：结合语言胎教，将自己与老公姓氏中的名人故事讲给胎儿。通过讲述，让自己对有这样的祖先感到自豪！同时也告诉胎宝宝，要学习祖先的美德，做个对国家有贡献的人！

3. 注意事项

　　（1）关注胎动：主动与胎儿联结。此阶段胎儿完全发育的四肢开始活跃地运动，通常在这个时候可以感觉到胎动，但有一些准妈妈并不在意。在长期跟踪中发现，越早能够感受到胎动的妈妈们，对于妈妈角色进入越快，对孕期的幸福感受度越好。胎动是胎儿在子宫内重要的生命体征，妈妈关注整个孕期的胎儿的胎动，无论是胎教互动还是对胎儿健康状况的监测都有着非常重要的价值。

　　（2）预防便秘：便秘是孕期最常见的也是容易疏忽的问题。千万别小看这个小毛病，一不留神它就会让你后悔莫及，因为便秘严重可以造成早产，危及母亲与胎儿安危。

　　想要缓解便秘，改变生活方式最重要，少吃肥甘厚腻辛辣之品，多吃含纤维素的蔬菜和水果，如五谷杂粮、芹菜、韭菜、香蕉、梨等；坚持每日做一些适量的运动，如散步、体操等，促进肠道的蠕动；养成每天定时排便的习惯。可酌情使用润肠通便的中药如蜂蜜水，但禁用泻剂，以免引起流产或早产。

缓解孕期便秘的验方

（1）香蕉：1～2根，两餐之间或睡前食用，可润肠通便。

（2）蜂蜜水：蜂蜜30～60g，晨起空腹温开水冲服。

（3）核桃粳米粥：核桃仁2～3个，粳米120g。将核桃仁掰成碎粒与粳米一同入锅煮成粥。适用于气阴两虚的孕妇。

（4）麻子仁粥：麻子仁15g，粳米120g，蜂蜜适量。将麻子仁与粳米一同入锅煎煮成粥，食用时放入蜂蜜少许。适用于各种原因的便秘。

（3）唐氏筛查：孕4个月时产科检查的重点是唐氏筛查，能够检测出胎儿是否有出生缺陷如唐氏综合征、神经管缺陷或其他染色体异常等疾病。

（五）孕五月养胎与胎教

《逐月养胎法》讲："妊娠五月，卧必晏起，沐浴浣衣，深其居处，浓其衣裳，朝吸天光，以避寒殃……五月之时，儿四肢皆成，无大饥，无甚饱，无食干燥，无自炙热，无大劳倦。"

孕五月，胎宝宝的四肢逐渐形成而且越发地有力。作为准妈妈应早睡晚起，保持充足的睡眠，衣服要勤换勤洗，注意保暖，适当沐浴阳光，可以预防外界的疾病。其实在现代准妈妈的怀孕过程中，也建议多晒太阳多补钙。此时胎宝宝的骨骼也开始进入到快速发育阶段，如果准妈妈钙量不足的话，就会出现抽筋等缺钙症状。这个阶段的准妈妈也不宜过饥、过饱和过度疲劳，这也是当今孕妇要求营养均衡和控制孕期体重的重要方法。

1. 胎儿与准妈妈

孕 5 个月也就是 20 周末的胎儿，全身出现胎毛和胎脂，开始出现吞咽与排尿功能；骨骼和肌肉也越来越结实，会通过越来越有力的胎动锻炼自己的身体力量和协调能力。胎儿在这个月会做的动作越来越多，他会吸吮手指，会抓自己的脐带，也开始会打嗝了。

吸吮手指是胎儿的神奇能力，胎儿通过这个方式来认知和探索自己的身体，同时为自己出生后吃奶做好了口腔肌肉的准备。更重要的价值在于，这也是胎儿在子宫内安抚自己的方式，因为他的唇部已经布满丰富的神经末梢，通过吸吮手指对唇部的刺激，可以让胎儿体验美妙的感受，以获得更多的安全感——这个习惯在出生后也一直在保持。

孕五个月时，孕妈妈的体重增加 2000～5000g；腹部明显隆起，是一个标准的孕妇了，行走有一定困难；尿频现象基本消失；乳房比以前更膨大，两侧乳头之间的距离逐渐变宽，双乳外侧可出现少量的妊娠纹；臀部也因脂肪的增多而显得浑圆，从外形上开始显现出较从前丰满的样子。

2. 胎教与养胎方案

胎儿在子宫内的大脑发育进程是不可逆的，而大脑发育质量的好坏，也为其整个人生奠定了难以改变的基础。孕中期的胎儿由于五大感觉系统都已经在充分的发育中，因此可以通过自己的视听味触嗅接受多元化的信息并传入大脑，恰恰也是这个过程会激发脑细胞的大量增殖和联结，这将成为大脑发展早期的信息储备和传递的重要能力。

（1）艺术胎教：基于胎儿的五大感觉能力的发展，我们需要在了解胎儿的五大感觉的发育进程和特点后，为他做一个艺术胎教计划。艺术胎教是指准妈妈通过欣赏美、追求美、感受美来提高个人的美学修养，获得美的享受；同时在艺术或美术作品制作的过程中，专注地创作可以有效地缓解紧张或焦虑情绪；另外也可以通过色彩、视觉和手脑协调等刺激，来间接促进胎儿的大脑在色彩、空间、想象等方面能力的发育。

1）艺术胎教的好处与作用：通过对形态多样的艺术作品的欣赏，提升准妈妈的情志。通过多元化的艺术创作形式来体验创作的成就感，丰富了孕期生活，使整个孕期幸福而有意义。创作过程能非常有效地转移孕期的紧张情绪，对自己和胎儿的健康有很重要的意义。

胎儿的右脑发育极为活跃，美术胎教能够给予右脑一些音乐胎教无法进行的刺激，如图形、色彩、空间、创作以及想象等能力，这些艺术信息会持续地输入到正在发育的胎儿的大脑中，成为个人潜能的萌芽。

准妈妈在艺术欣赏和创作的过程中，情绪平和而愉悦，这为胎儿的性格也构建了非常好的环境，出生后的宝宝多是情绪稳定，对色彩或线条敏感。如果妈妈在孕期特别爱制作手工，宝宝出生后手部精细动作发展也会更优秀。

2）艺术胎教的方法

①制作孕期纪念：把孕期不同时间的照片、有特殊意义的礼物全都通过孕期相册的形式记录下，在制作的过程中妈妈内心充满爱与期待，而且还是一个孕期生活的展示和纪念。

②欣赏美术作品：包括书法、绘画、雕塑、布艺、陶艺等艺术品；观赏戏曲、音乐会。（杜绝摇滚和重金属类的音乐会）

③进行艺术创作：准妈妈通过进行一些艺术类练习，如书法、绘画、看书等，不仅会提高自己的文化素养，还会给胎儿创造更为安宁与舒服的生活环境。

④游览大好河山：游览自然界的山川河流，田园风光。融入大自然，去感受、去聆听天籁之音；去品尝、去记录大自然给予我们的一切。

3）可以去的艺术环境

①公园或郊外：自然环境中的花草树木有吸附噪音的能力，无论春夏秋冬，大城市里的公园都是很好的去处。花红柳绿的色彩感受，蓝天碧水的心旷神怡，莺歌燕舞的视听体验，即便是晚上在天空晴好的时候，去郊外听蝉鸣，数星光，即兴时，吟诗作对或朗诵一首古词佳句也都无比惬意。

②博物馆或画展：博物馆总是给我们一种安静且深沉的感受，数千年的尘封故事都在每一个展品中，幽幽地闪着历史的光华，那是很有意味的一次与时光和时空交汇的经历，在那个过程中，我们对文化的景仰和历史的感叹，是心灵的洗礼和升华。而当代的画展无论是从展览陈设还是作品本身，都在潜移默化中提升我们审美能力，创意无时无刻不在冲击着我们的视觉与想象，甚至突破了我们在现实中呆板的规则与预设，给我们内心以完全不同的享受与震撼。

③电影院或剧院：温情美好的电影以及话剧都可以考虑纳入我们的艺术胎教范畴之内。无论是电影还是话剧，在语言、灯光、舞美和音乐等方面都是一种综合性的欣赏。在情节上也能很大程度上激发我们内心对真善美的感知，再深入地带给宝宝。

特别注意

　　禁止去以下艺术场馆：人多，气流不通畅；刚刚装修好，音响环境过于嘈杂；艺术主题内容涉及恐惧、暴力、惊悚的。

（2）音乐胎教：适合孕五月胎儿的音乐，应该是优美而又富有节奏的小调、摇篮曲。如《叮叮当叮叮当》《隐约的耳语》《童话》《一阵清风》《穿越彩虹》等。

（3）饮食养胎：从怀孕第五个月起，胎儿对营养需求增大，孕妈妈的妊娠反应基本消失，食欲增加，体重会明显上升，孕妇看起来胖了很多。此时应注意饮食荤素搭配合理，不要营养过度，以免造成孕妇和胎儿过度肥胖。但如过度限制饮食，则又会造成营养不足，严重的甚至导致贫血影响胎儿的生长发育。一般来讲，如果每周体重的增加在350g左右，属正常范围。古人说"其食稻麦，其羹牛羊。和以茱萸，调以五味，是谓养气，以定五脏"。孕妇主食可以米面杂粮为主，副食多吃高能量的牛羊肉，最好还要加上中药山茱萸，使五味调和，目的是补益气血，调理五脏。饿了要及时进食，并且不要吃太饱，否则胃气受损，妨碍营养正常吸收。

（4）国学胎教：从孕五月开始，可以诵读《千字文》了，《千字文》共分四大部分。

第一部分从天地开辟讲起。有了天地，就有了日月、星辰、云雨、霜雾和四时寒暑的变化；也就有了孕生于大地的金玉、铁器（剑）、珍宝、果品、菜蔬，以及江河湖海，飞鸟游鱼；天地之间也就出现了人和时代的变迁。

第二部分重在讲述人的修养标准和原则，也就是修身工夫。指出人要孝亲，珍惜身体，做人要"知过必改"，讲信用，保持纯真本色，树立良好的形象和信誉。

第三部分讲述与统治有关的各方面问题。

第四部分主要描述恬淡的田园生活，赞美了那些甘于寂寞、不为名利羁绊的人们，对民间温馨的人情向往之至。

《千字文》中天文地理、时代变迁、修身养性、齐家治国无所不有。

《千字文》作为胎教内容，主要是让准爸爸、准妈妈增长知识，陶冶情操，每天都保持一份好心情。

在这个月份，每天朗读10多句，重点读前两部分。读的时候，准爸爸也要参与，每人四句一段，或今天准妈妈读，明天准爸爸读。朗读时要带有情感，语调要柔和。

3. 注意事项

（1）关注胎动：第五个月已经有胎动了，通过观察胎动可了解胎儿发育状态。

刚出现胎动时好像肠道在蠕动，这时的胎动不很活跃，而且不一定每天都能感觉到，准妈妈不必由于有一天没有感到胎动就惊慌失措。

（2）乳房保养：从孕5个月起，乳房也在发生许多变化，这时您一定要注意，要呵护您的乳房，如果置之不理，有可能影响您的哺乳！

此时乳头中一般就能挤出初乳，乳黄色的稀薄的液体顶在乳头上，像露珠顶在花蕾上，平时会在乳头上结成痂。在这段时间最好每天洗澡，要是天冷，可以做局部的清洁。在清洁完之后要做乳房按摩，坚持到宝宝出生的时候，就能顺利地进行母乳喂养了。乳房的保养方法如下：

1）先将乳痂清除掉，然后用温热的毛巾将表面的皮肤清洁干净。

2）热敷，用热毛巾对清洁好的乳房进行热敷。

3）按摩，用手做按摩，将拇指同其他四指分开然后握住乳房，从根部向顶部轻推，将乳房的各个方向都做一遍，最后挤压乳晕和乳头就能挤出初乳，每天这样做就能保证乳腺管畅通。

4）忌用香皂洗乳房。

（六）孕六月养胎与胎教

《逐月养胎法》讲："妊娠六月身欲微劳，无得静处，出游于野，数观走犬及视走马。食宜鸷鸟猛兽之肉，是谓变腠理、纫筋，以养其力，以坚背膂。"

孕6个月的准妈妈，应当适当从事一些轻体力劳动，并经常到野外活动，观看小狗、马匹等家畜的走动和奔跑。每天食用适量的肉类，在补充蛋白质的同时也可以促进胎宝宝长筋骨，因为我们的筋连缀着四肢，它的特点是柔韧，而我国自古就有"筋长一寸，寿延十年"的俗语。其实此时主张的多看动物奔跑，也是一种对新生命的期待与暗示，希望他从小就拥有健康的体魄和强健的体能。

1. 胎儿与准妈妈

孕六月的胎儿身体各脏器均已发育，皮下脂肪开始沉积，但量不多。出现了眉毛和睫毛，听力基本形成，五官越发清晰，具备了微弱的视觉。胎儿舌头上的味蕾开始逐步发育成熟。

这个阶段的胎儿，其运动能力已经有了更为强劲的表现。如果说在孕早期他只能完成一些反射性的肌体动作的话，到了此阶段，他还能做出防御性的运动反应和社交式的运动反应。具体来讲，如果这个阶段给他做羊水穿刺的话，在监视器下我们能看到他会做出明确地攻击针头，或躲避针头的防御行动；当然，如果是父母抚摸腹壁和他玩的话，那么他则会在同样的地方伸出小手或小脚隔着肚皮与父母完成这一次"肢体交流"。

怀孕六个月时，孕妇身体越来越重，肚子越来越凸出，体重也不断增加，平时的动作变得较为吃力和迟缓。子宫增大使脊椎骨向后仰，身体重心向前移，走路较不平稳，出现孕妇特有的状态，而且容易疲倦。尤其弯身向前时或做其他不平常的姿势，就会感觉腰痛，所以，上下楼梯或爬高时，应特别注意安全。

2. 胎教与养胎方案

（1）抚摸胎教：通过抚摸胎教为胎儿触觉能力给予丰富的刺激，同时也构建胎儿在子宫内的安全感。抚摸胎教是准妈妈或者准爸爸用手在准妈妈的腹壁轻轻地抚摸胎儿，给予胎儿触觉和方位上的刺激，以促进胎儿感觉神经及大脑的发育。这种胎教的方式可以从孕5个月一直持续到孕8个月。临产前请务必减少抚摸胎教的频率。

1）抚摸胎教的好处

①可以锻炼胎儿皮肤的触觉，并通过触觉神经感受体外的刺激，从而促进胎儿大脑细胞的发育，加快胎儿的智力发展。

②能激发起胎儿活动的积极性，促进运动神经的发育。经常受到抚摸的胎儿，对外界环境的反应比较机敏，出生后翻身、抓握、爬行、坐立、行走等大运动发育都能明显提前。

③抚摸胎教的过程，不仅能让胎儿感受到父母的关爱，还能使准妈妈身心放松、精神愉快，有利于顺利分娩。

④建议准妈妈们在宝宝出生后，将抚摸、抚触持续进行。这对宝宝建立更好的安全感，以及身体各方面的发育，都有着非常明显的促进作用。

2）抚摸胎教的方法：准妈妈平躺在床上或是用舒服的姿势坐在沙发上，全身放松，一边呼唤宝宝的名字和他聊天对话，一边轻轻地来回抚摸、按压、拍打腹部，同时也可用手轻轻地推动胎儿，让胎儿在宫内"散散步、做做操"。如果每天进行，坚持3～5周，宝宝即可明确地和父母进行互动。

抚摸胎教的过程中要保持心情的愉悦和平和，动作轻柔舒缓，可在每晚临睡前进行，配合不同的音乐以不同的节奏进行抚摸，效果非常好，每次抚摸以5～10分钟为宜。开始还摸不出胎儿的身体局部，可以在胎儿出现动作时，及时予以回应。抚摸也可与数胎动及语言胎教结合进行，这样既落实了围产期的保健，又使父母及胎儿的生活妙趣横生。

如果准妈妈在孕中期已经开始涂擦"预防妊娠纹霜"，那么把这件事情交给准爸爸吧，这也是进行抚摸胎教的好时机呢！

抚摸胎教注意事项

（1）抚摸节奏与音乐结合，效果会更好，能让胎宝宝更明确地感知节奏与韵律。

（2）手法可以多样化，动作要轻柔，不宜过度用力，可用双手手指配合轻柔抚摸。

（3）时间保持在 10 分钟内为宜。如果胎宝宝表现出强烈不适，则应停止。

（4）临近预产期时，不宜再对胎宝宝进行抚摸，否则可能会引发子宫收缩甚至早产。

（5）如果准妈妈在孕中期或孕后期经常感觉肚皮间歇性发紧或变硬，可能是不规则的子宫收缩，也不应再做抚摸胎教了，以免引起早产。

（6）抚摸胎教前尽量排空小便，调整情绪，在愉悦的氛围中进行。

（2）对话胎教：孕六个月时，胎儿不仅具有听的能力，而且还能对听到的声音作出不同的反应。爸爸妈妈可以给孩子取个名字，父母每当和他对话时，先呼唤宝宝的名字。当婴儿出生后再去呼唤，他回忆起这熟悉的呼唤以后，可产生一种特殊的安全感。教胎儿学习，您或许觉得不可思议吧！在美国加利福尼亚州就成立了一所胎儿大学，怀孕 5 个月以上的孕妈妈即可入学，在具有丰富经验的胎教老师指导下，孕妇用扩音器对胎儿讲话，用手在腹部做各种示范动作，与胎儿做游戏，教一些常用的词汇等。经过胎教学习者，在胎儿出生时可懂得大约 15 个词汇和其中的意思，并能对这些词汇做出反应。这表明了胎儿期也是能"学习"的。

（3）国学胎教：结合语言、抚摸、音乐胎教，有重点地给胎儿讲述《千字文》中自然界的事物。

每天可讲一个故事，如天空中的太阳、月亮、星星；大地上的山、河、湖、海；自然现象中的风、雷、雨、雪等。

3. 注意事项

（1）准妈妈不要偏食：为胎儿构建丰富的味嗅觉能力的记忆。人类的味嗅觉能力在孕中期就已经基本发育完善了。胎儿可以在妈妈的子宫里，通过自己口腔中的味蕾和鼻腔里的嗅觉感受器，牢牢地记住妈妈孕期所有的食物信息，这个能力的结果就是，妈妈在孕期吃的东西宝宝出生以后也更容易接受，而一个挑食的妈妈也会孕育出一个挑食的宝宝。另外，孕期妈妈进行丰富的饮食，还能让胎儿良好摄入自己所需的丰富的营养，对胎儿的大脑发育也是极其有利的。

（2）孕中期的性生活：妊娠中期（4～7个月）胎儿已经形成，并在子宫内稳定下来，并受到羊膜的保护，流产的危险要比怀孕初期小。此时，阴道分泌物增多，孕妇的性欲有所提高。所以，在这个时期如果孕妇身体健康，胎儿状况良好，可比怀孕初期适当地放松对房事的限制，不过在次数和强度上，还是应当注意节制。特别是随着腹中胎儿的发育，孕妇的腹部明显突起，在性交体位上必须注意不要纵欲伤胎。由于孕妇的阴道和子宫黏膜的血管变粗并充血，容易擦伤、出血，所以性交动作宜平缓而不可猛烈。

（3）妊娠纹：相当一部分孕妇在妊娠期因腹部膨隆，脉络损伤，血液循环受阻，皮肤变薄，会出现一些宽窄不同、长短不一的粉红色或紫红色的条纹，称作妊娠纹。妊娠纹的出现与孕妇的体质、遗传、孕期体重增加的程度等因素都有关。建议从怀孕早期开始，坚持做腹部按摩，促进经脉流畅，从一定程度上可以预防和缓解妊娠纹的产生和加重。

（七）孕七月养胎与胎教

《逐月养胎法》讲："妊娠七月，劳身摇肢，无使定止，动作屈伸以运血气。居处必燥，饮食避寒，常食稻粳以密腠理，是谓养骨而坚齿。七月之时，儿皮毛已成。"

孕七月是胎儿胎动最为频繁的阶段，他的骨骼与肌肉能够与大脑进行很好的协同，这时的准妈妈可进行一定的家务活和适当的体育锻炼，除了让自己的身体气血通畅，也能够让胎儿的身体与骨骼得以强健，可以为自然分娩做好充分的体能准备。这个阶段不宜吃太寒凉的食物，应以好的稻米为主食，以使胎儿的皮肤、骨骼、牙齿发育得更好。孕七月的胎儿皮肤已经发育完成。

1. 胎儿与准妈妈

胎儿 7 个月时，红色的有皱纹的皮肤，被体贴地涂上了称为胎儿皮脂的发白的润滑剂，帮助其在羊水环境保护皮肤。此阶段胎儿皮肤的触觉进一步增强，除了对冷、热、按压有感觉之外，对痛觉的感受通道也已经打开，但在出生前胎儿的痛觉感受系统尚无法发育成熟，在出生后，痛觉抑制系统才会渐渐成熟。此阶段的胎儿也被称之为"有生机儿"，是指其出生可以成活，全身布满胎毛，已有呼吸运动，生后能啼哭。

孕妇的腹部已明显凸出，因此会出现腰酸背痛；乳房日渐增大并出现暗红色的妊娠纹，腹部从肚脐到下腹部的纵向妊娠纹也越来越明显；随着胎儿不断长大，孕妇的呼吸变得越来越急促，经常在活动时气喘吁吁，心跳加快，血压升高。

2. 胎教与养胎方案

（1）光照胎教：这个时期胎儿初步形成的视觉皮质就能接受通过眼睛传达的信号，能够区分外部的明暗，并能间接体验妈妈的视觉感受。胎儿的脑神经已经发达起来，具有了思维、感觉和记忆功能。此时，通过外界光照，可以促进胎儿视网膜光感受细胞的功能尽早完善。

光照胎教方法：通过产前检查已经知道了胎儿头部的位置，每天选择固定时间，用手电筒弱光通过腹壁照射胎儿头部。时间不要太长，每次 5

分钟。胎儿看到光线，会转头、眨眼。结束时，可以反复关闭、开启手电筒数次。

孕妈妈应注意把自身的感受详细地记录下来，如胎动的变化是增加还是减少，是大动还是小动，是肢体动还是躯体动。通过一段时间的训练和记录，孕妈妈就可以总结一下胎儿对刺激建立的特定反应了。

基于胎儿识别光线的能力，可以与胎儿一起建立有规律的作息。这对于胎儿大脑的发育至关重要，因为胎儿大部分的睡眠时间都是在进行精密的发育，睡眠不充足会影响发育的质量；而孕期规律的作息对妈妈们的产后生活而言是十分必要的。如果妈妈在孕期总是晚睡，那么宝宝出生后也会是较乱的作息时间，带宝宝就会较为辛苦。

不要用强光照射胎儿

这个时候胎儿的大脑进入第二个脑发育高峰期，眼睛能感觉到光线的强弱，已经可以通过外界光线的强弱尝试与妈妈的作息规律趋同。因此妈妈们请在未来的时间里不要做"夜猫子"啦。更重要的是请务必不要使用手电筒的强光去照胎儿，因为胎儿的视觉系统还远未成熟，虽然在被照射后胎儿会有明显的胎动，但那并不是快乐的信号。

（2）音乐胎教：孕晚期胎儿的记忆能力越发优秀，可持续输入声音类的胎教信息。优美动听的音乐胎教要持续进行，一些爸爸妈妈和胎儿特别喜欢的反复播放的音乐会给胎儿留下深刻的"记忆印痕"。出生后的宝宝在哭闹时，听到胎教音乐能够快速地安静下来或进入到睡眠状态；出生后的宝宝对于音乐旋律和节奏都会很敏感。

（3）语言胎教：基于胎儿的听觉能力的持续发展，也建议爸爸妈妈务必与宝贝进行语言胎教的交流。在孕期有目的地对子宫中的胎儿讲话，给胎儿期正在发育的主管语言能力的大脑新皮质层输入最初的语言印记，称为语言胎教。这样早期的沟通在宝宝出生后也会呈现出巨大的效果：宝宝听到妈妈或爸爸的声音会主动去寻找声音，或是立刻安静下来；如果出生后爸爸妈妈与宝宝依然保持良好的语言交流，会极大促进宝宝在出生第一年语言能力的出色发育。

1）语言胎教的方法：如果你乐意，语言胎教可以提前至胎宝宝4个月时左右，一直持续到生产，而在临产前尤其重要。通过与宝宝的沟通交流，能够在很大程度上缓解准妈妈的产前焦虑和恐惧，通过交流并获得宝宝的互动反馈，可以让妈妈在内心坚定分娩信心。在这里我们提供几种语言胎教的方式，可以供打算为胎宝宝进行语言胎教的准爸爸准妈妈们参考，无论怎么样，总有一种适合你和你的家庭。

①聊天闲谈：这是母子共同体验生活节奏的一个方法。如早晨起来，先对胎宝宝说一声"早上好！"告诉他（她）早晨已经到来了。打开窗帘，啊，太阳升起来了，阳光洒满大地，这时你可以告诉胎宝宝："今天是一个晴朗的好天气。"关于天气，可教的有很多，像阴天、下雨、下雪等等，另外外界气温的冷热、风力的大小、温度的高低等都可以作为胎教的话题。

②认知学习：孕中期的胎宝宝可接收的外界信息越来越多。准妈妈把你看到的、尝到的、闻到的、摸到的一切感觉都描述给宝宝。如准妈妈做稀饭，可以边做边说："宝宝，妈妈在用白白的大米、黄黄的小米做稀饭呢，锅已经沸腾了，稀饭真香啊！……"这个过程中，并不需要去考虑他是否能听懂，重要的是把更多新鲜的语言和语音信息传达给胎宝宝正在发育的大脑，让宝宝感受到，妈妈是在关注自己，陪伴自己。

③朗读或吟诵：朗诵和吟诵都是对文学艺术创造的"参与和展示"。在吟诵诗词、散文的过程中准妈妈产生一种崇高感、成就感和愉悦感，其中崇高感对一般准妈妈来说是难得的心理体验。在中国古典的养胎方法中，准妈妈吟诵可以"神驰八极，思接千载"。它被誉为一种积极而别致的颐神养气、固本安胎的好方法。

2）语言胎教的注意事项：无论是准爸爸还是准妈妈，都可以根据你的生物钟或生活节奏给宝宝描述自己的生活，让胎宝宝在你的引领下感受你的世界，体会你的思想与行为，非常有助于培养胎宝宝对父母亲的信赖感，为胎宝宝对外界感受力和思考力打下坚实基础。在语言胎教过程中需要注意的是：

①保持心情愉悦，营造一个安静舒适的环境。

②与宝宝在交流的过程中，尽可能讲一些容易理解的短句，多重复。

③无论谁与宝宝交流，语言可以丰富起来，拟人化，角色化。

④根据个人喜好进行语言胎教素材的选择。

⑤朗诵诗词散文时发生适当的情感起伏对胎儿有益，但注意情绪不要过分激昂。

⑥无论以怎样的方法与胎儿沟通，都要有饱满的情感，而非敷衍了事。

⑦开始语言胎教的时候，一定要先给宝宝起个小名哦！

准爸爸参与语言胎教的重要性

有研究表明，由于讲话中的中低频声波最容易透入子宫，所以胎儿对男性低频率的声音比对女生高频率的声音更为敏感。通过对进行语言胎教的宝宝跟踪发现，胎儿非常喜欢准爸爸低沉宽厚的声音，同时准爸爸的参与可使妻子和胎儿感到由衷地欣慰，并产生安全感。宝宝在享受妈妈温柔、甜美声音的同时，也很希望能听到爸爸低沉、宽厚的嗓音！

因此，准爸爸可以对宝宝进行语言胎教。每天给宝宝讲童话故事，念儿歌。有的准爸爸可能工作比较忙，那么，可以在上班前，下班后，都和宝宝打个招呼。在空余时间，也可以和宝宝讲一些有趣的事情。这样，不仅对宝宝脑部的发育有很大的帮助，也为出生后爸爸与宝宝之间的亲子关系的建立奠定了良好的基础呢！

（4）饮食养胎：孕七月时，胎儿生长发育比较旺盛，尤其是骨骼生长较快，因此，孕妈妈需要各种营养的量也达到高峰。因此，膳食营养应粗细搭配、荤素结合、品种多样，以保证各种营养的全面和均衡供给。应在孕中期的饮食基础上，多增加一些鸡蛋、豆腐、豆浆。还要多吃些有利于胎儿大脑发育的海鱼、鱼油以及核桃、松子、葵花子、杏仁、榛子、花生等坚果类食物，这些食物都有很好地健脑益智、强壮骨骼、坚固牙齿的作用。此外应多吃海带、紫菜等海产品和新鲜的水果和蔬菜。在这方面，古人有深刻的体会，如《诸病源候论·妇人妊娠病诸候上》说："妊娠七月，始受木精，以成其骨。劳身摇肢，无使定止杆动作屈伸，以运血气。居处必燥，饮食避寒，常食稻粳，以密腠理，是谓养骨而坚齿。"

建议由原来的3餐改为5～6餐，但一定少食，或可加点甜点或甜食以缓解情绪。

（5）国学胎教：《弟子规》是一部成书于清朝并广为流传的儿童启蒙读物，目的就是要对孩子进行启蒙教育，为其将来成长和发展奠定基础。它采纳《论语·学而》篇中"弟子，入则孝，出则悌，谨而信，泛爱众，而亲仁，行有余力，则以学文"的文意，加以引申扩展，以三字一句，两句一韵的形式进行论述，阐释了"弟子"在家、在外、待人接物、为人处世、求学等方面应具备的礼仪与规范，是中国文化的典范。

《弟子规》可以教宝宝明白做人的道理。结合语言、对话胎教可以给宝宝讲将来要孝敬父母，尊重老人等等在家、交友、求学等方面应具备的礼仪与规范。

每天重点阅读一些内容，讲讲相关典故故事。

3. 注意事项

（1）要学会腹式呼吸：腹式呼吸可以将充足的氧气输送给胎儿。

正确的方法是：背后靠一小靠垫，把膝盖伸直，全身放松，把手轻轻放在肚子上。开始做腹式呼吸，用鼻子吸气，直到肚子膨胀起来。吐气时，把嘴缩小，慢慢地、有力地坚持到最后，将身体内的空气全部吐出。注意吐气的时候要比吸气的时候用力，慢慢地吐。每天做三次以上。

（2）不宜长途旅行：在怀孕七个月以后如果活动过度，容易发生早产、胎盘早期剥离、高血压、静脉炎。所以，孕七个月后最好不要外出长途旅行。

（八）孕八月养胎与胎教

《逐月养胎法》讲："妊娠八月始受土，精以成肤革。和心静气，无使气极，是谓密腠理而光泽颜色。八月之时，儿九窍皆成。无食燥热，无辄失食，无忍大起。"

孕8个月时，胎宝宝皮肤已经长得非常光滑，身体的皮下脂肪储存的越来越多，从之前皱皱的样子开始变得圆润；胎宝宝的两眼、两耳、两鼻孔、口、肛门、尿道都已经发育成熟。这一时期的准妈妈的肚子越来越大，身体的不适感逐步增多，所以更应注意休息，保持平心静气，不要过分劳累，情绪也不要大起大落。

1. 胎儿与准妈妈

孕8月，胎宝宝微红的皮肤变得苍白，皱纹变得光滑，面部汗毛已开始脱落，胎体开始丰满，脂肪积累在皮肤下，为离开母亲超级舒适、温度调控极佳的子宫，去面对外部不可预测的环境做出准备。

生长迅速的胎宝宝，身体比例与足月儿相仿。同时呼吸与吞咽动作已建立，最重要的是，胎宝宝在这个阶段头部也会逐步下降，进入骨盆。

他的脑功能越发完善，越来越好的记忆能力使他可以分得清爸爸妈妈的声音，而且，他已经会做梦了，同时，他也是个小小的表情帝，会做好多表情啦！

到了孕八月，孕妈妈的腹部更加凸出，体内脏器向上推挤，胸部受到压迫，有时会感到呼吸困难，胃部也会受到挤压，会出现胃口不适。骨盆、关节、韧带均出现松弛，耻骨联合可呈轻度分离，会引起这些部位的疼痛。

2. 胎教与养胎方案

胎宝宝大脑的发育在这个月已经和初生婴儿类似了，因此，来自视听味触嗅的多元化胎教信息依然可以为胎宝宝强劲而智慧的大脑持续输入。在妈妈的温暖的子宫里居住了这么久，胎宝宝的记忆能力也展示出强大的效果，他能够记得住妈妈的心跳声和说话声，所以出生后的宝宝只要被妈妈抱起或听妈妈说话就能很快停止哭声；因为能记住妈妈身体里的气味，胎儿闭着眼睛都可以非常快速地找到妈妈的乳头；如果准爸爸总与胎宝宝说话，那么他听到爸爸的声音时还会睁开眼看这个伟大的、创造了自己生命的男性。总之，珍惜孕期的每一天，给胎宝宝更多爱的信息与陪伴吧。

（1）对话胎教：孕八月准妈妈腹壁与子宫壁变得更薄，胎宝宝更容易听到外界的声音，对许多声音开始有所反应，也开始有意识地记忆。胎宝宝能记忆他每天听到的声音如母亲的血液流动声、肠鸣音、妈妈说话的声音等。

胎宝宝具有了辨别各种声音并做出相应反应的能力，孕妈妈应该抓住这一时机经常对胎宝宝进行呼唤训练，也可以说是"对话"。

在家庭中，准妈妈可以指着客厅的沙发说："宝宝，这是我们家中的沙发，是布艺的，很漂亮的，你喜欢吗？"指着宝宝房说："这是爸爸、妈妈给你准备的卧室，等你出生长大了，就可以在这儿休息、游戏、学习啦。"

去公园散步，可以指着水塘对胎宝宝说："这是一片水塘，水塘里边有好多鱼儿在游，它们多自在啊！"指着花草说："这是红色的玫瑰花，可香了，是爱情的象征！"

　　只要母亲不失时机地对胎宝宝进行认真、耐心的语言训练，那么胎宝宝出生后在听力、记忆力、观察力、思维能力和语言表达能力上将会大大超过未经语言训练的孩子。

　　（2）游戏胎教：准妈妈继续与胎宝宝玩踢肚游戏，当准妈妈轻拍肚皮两下，胎宝宝就会在拍的地方回踢两下。这样的互动，实在有趣！

　　（3）音乐胎教：除了可以选择悦耳舒适的音乐之外，有些专业医师认为莫扎特的曲子因为比较类似母亲的心跳声，可以给胎宝宝安全感，是对胎教有帮助的音乐。比如说我们熟悉的《小星星》，就是莫扎特大师的作品呢。只要是能让准妈妈感到舒服、愉快的音乐，就是适合准妈妈的胎教音乐。妈妈可以在每天起床后，开启轻柔的音乐，以愉悦的心情迎接新的一天。

　　（4）阅读胎教：准妈妈可以选择简单、有韵律的童话故事书，甚至是自己编的故事内容讲给胎宝宝听。讲故事时，口气与音调应不紧不慢，也可以与准爸爸分角色朗读。

　　多看些令人轻松愉悦的图文书，给准妈妈自身视觉以好的享受，对胎宝宝也是很好的陶冶。

　　（5）芳香胎教：准妈妈也可以尝试一下芳香精油，稀释后涂抹于身上，搭配轻柔音乐，以达到全身舒缓的目的。值得准妈妈注意的是，精油的选择应以茶树、洋甘菊等清淡香气的为主，尽量不要使用薄荷、茴香等呛鼻刺激的精油，以免胎宝宝有抵触情绪。

胎教禁忌

早在汉代贾谊的《新书胎教》中就有记载："周妃听妊成王于身，立而不跛，坐而不差，笑而不喧，独处不倨，虽怒不骂，胎教之谓也。"汉代刘向的《列女传》中也有类似记载："古者妇人妊子，寝不侧，坐不边，立不跸，不食邪味，割不正不食，席不正不坐，目不视邪色，耳不听淫声，夜则令瞽诵诗书、道正事。如此则生子形容端正，才德过人矣。"现在胎教学虽没有这么严格，但也希望准妈妈的生活环境优美、情绪放松，这样才能给胎宝宝一个良好的"学习"环境。

由此，胎教禁忌如下。

一是坏情绪：准妈妈的情绪对胎宝宝的发育有重要作用。准妈妈情绪稳定、心情舒畅有利于胎宝宝在出生后好性情的形成。而准妈妈如果在职场中你争我斗，在生活中斤斤计较，大喜大悲，情绪不定，母体内的激素分泌就会异常，从而对胎宝宝的发育造成危害。因此，准妈妈要格外注意情绪的调节，使自己心情舒畅，对一切充满希望。

二是粗暴言行：在语言胎教时，准妈妈可以用中等音量对肚皮下的胎宝宝说悄悄话，或朗诵诗歌、哼唱儿歌、讲故事等，这些都会给胎宝宝以良性的刺激。而经常大声、粗暴地讲话，或是与他人动怒、争吵，会造成宫内缺氧，使胎宝宝烦躁不安。这样等胎宝宝出生以后，他很可能会十分神经质，甚至对语言有一种反感和敌视态度。

另外，有些大咧咧的准妈妈喜欢看电影，甚至不排除战争片、警匪片、恐怖片这类刺激性的片子，这也是胎宝宝极不喜欢的。

三是噪声污染：噪声能使准妈妈内分泌功能紊乱，如果严重的话会使催产素分泌过量，引起子宫强烈收缩，导致流产或早产。因此，准妈妈绝对不可轻视噪声对胎宝宝的严重影响，准妈妈要警惕身边的噪音，要住在远离噪声源的地方，不要收听震耳欲聋的刺激性音乐。

四是不合时宜的胎教：胎宝宝的绝大部分时间都是在睡眠中度过的，因为睡眠是让胎宝宝迅速生长发育的方式，有些准父母在胎宝宝睡得正香的时候就给其强烈的"胎教"是不正确的。胎宝宝在持续的运动时才表明他在清醒状态，因此，准妈妈要了解胎宝宝的活动规律，再择时机对他进行"教育"，且每次最长不超过20分钟。其次，胎教要有情感交融，在胎教过程中，准妈妈应注意力集中，完全投入，与胎宝宝共同体验，才能达到更好的效果。

（6）控制体重养胎：通过运动控制体重，加强骨盆底肌柔韧性的练习，对于自然分娩很有帮助，对分娩中降低侧切概率和产后恢复都大有裨益。另外，准妈妈持续的孕期运动也会帮助胎宝宝前庭觉良好发展，顺利完成头位入盆。如果此时没有进展到头位，准妈妈也不必过于担心，如果胎宝宝不大且子宫空间足够，还有充分的时间达成转体，这个时刻更要对自己和胎宝宝充满信心。

（7）国学胎教：结合语言、对话、抚摸，继续讲述《三字经》中有关"孟母择邻""窦燕山教子"以及"孔子勤学不耻下问""'头悬梁'的晋朝人孙敬""'锥刺股'的战国人苏秦""晋朝的车胤'囊萤'""晋朝人孙康'映雪'"等刻苦求学的典故。

3. 注意事项

（1）稳定情绪：孕八月，孕妈妈在心理方面会因接近分娩而恐惧，变得很敏感，这个阶段丈夫的作用很关键，要加倍地"呵护"妻子，陪她说说话，关爱体贴她，减轻其心理负担。

由于身体笨重，孕妇在站立行走方面应注意，上楼时要拉住楼梯的扶手，凭借手臂的力量来减轻腿部的负担；下楼时要紧紧握住扶手防止身体的前倾、跌倒；在平路上行走时，应该抬头、挺背、伸直脖子、收紧臀部，保持全身平衡，缓步行走，预防早产。还要提醒准爸爸准妈妈，这个阶段要禁止夫妻生活，保持精神上的愉快，睡眠充足，减少食盐的摄入。孕妈妈可以开始练习呼吸法、按摩法、压迫法及用力方法等分娩的辅助动作，为分娩做好心理准备。

（2）警惕异常情况：一旦出现以下三种情况之一，必须去医院检查。

1）下腹部变硬：如果下腹部变硬且肌肉也有变硬、发胀的感觉，至少每10分钟有1次宫缩，并持续30秒以上，伴宫颈管缩短，即为先兆早产，应尽早到医院检查。

2）阴道出血：少量出血是临产的先兆之一，应立即去医院检查。

3）破水：温水样的液体流出，就是早期破水，一般情况下破水后阵痛会马上开始。此时可把臀部垫高，最好平卧，马上去医院。

产科检查

孕八月，将近临产，体检一般每周一次。测量腹围和体重：了解胎儿生长发育状况，有助于控制体重增长速度，合理安排饮食。血尿常规检查：用于判断准妈妈是否贫血和肾脏情况。胎心监护：从怀孕 37 周开始，每周要做一次胎心监护。骨盆测量：骨盆是胎儿娩出时的通道，其大小和形态对分娩影响很大，狭小或畸形骨盆均可引起难产。初孕妇及有难产史的孕妇，在初次产前检查时，均应常规做骨盆测量。B 超检查：主要目的是监测胎儿发育情况、羊水量、胎盘位置、胎盘成熟度及胎儿有无畸形，了解胎儿发育与孕周是否相符。

（九）孕九月养胎与胎教

《逐月养胎法》讲："妊娠九月始受石，精以成皮毛，六腑百节莫不毕备。饮醴食甘，缓带自持而待之，是谓养毛发、致才力。九月之时，儿脉续缕皆成。无处湿冷，无着炙衣。"

孕 9 个月的胎宝宝，五脏六腑和四肢及筋骨都已经长得差不多了，所以此时的准妈妈要吃得好一点，为将要到来的分娩积蓄体力体能。这个阶段不要在湿冷的地方居住，不要穿过多的衣服，以舒适宽松为好。

1. 胎儿与准妈妈

本月的胎宝宝就即将进入"足月"啦，也就意味着胎宝宝即将来到这个世界，展开自己独一无二、别开生面的美丽人生之旅。此刻的胎宝宝外形逐渐丰满，胎毛明显减少，除了肺脏以外，其他脏器功能已发育成熟，体重迅速增加，皮下脂肪较多，面部皱折消失，出生后即能啼哭和吸吮。

由于胎宝宝已经长得较大，子宫空间已然不能够让他充分地伸展自己的手脚，因此他的胎动也会变得越来越少，但一旦行动，又会让妈妈们感受到非常有力，甚至会感觉到疼痛。

孕九月时，孕妈妈的体重继续增加，因为胎头开始下降压迫膀胱，重新出现尿频；由于腹部过大，压迫经络血脉，孕妈妈的手、脚、腿等会出现浮肿。

2. 胎教与养胎方案

孕第九个月，胎宝宝内脏和身体各部位都齐备了。不要因为后期孕妈妈身体笨重和受上述的不适症状影响而停止胎教。

（1）音乐胎教：孕9月时，胎宝宝的听力已健全，要尽可能地多抽一些时间欣赏胎教音乐，让轻柔悦耳的音乐充满所处的空间。随着音乐的节奏还可以想象着腹中的胎宝宝欢快迷人的脸庞和体态，潜意识中与胎宝宝进行感情交流。

这个时段的音乐，一是可以舒缓孕妈妈分娩前的紧张情绪，二是对胎宝宝进行音乐熏陶，可以促进胎宝宝的大脑发育，尽早开发他的音乐潜能，对其性格培养也有重要作用。实践证明，受过音乐胎教的宝宝，出生后喜欢音乐，反应灵敏，性格开朗，智商较高。所以无论是休息还是做家务时，孕妈妈都可以打开音乐，每天多次欣赏音乐名曲，如《春江花月夜》《平沙落雁》《雨打芭蕉》等，使自己处于优雅的音乐环境中。在听的过程中，孕妈妈可随着音乐的起伏浮想翩翩，时而沉浸在一江春水的妙境，时而徜徉在芭蕉绿雨的幽谷，如醉如痴，遐想悠悠。

孕妈妈还可以每天哼唱几首曲子，最好选择抒情歌曲或轻歌，也可唱些"小宝宝，快睡觉"之类的摇篮曲，唱的时候要保持心情舒畅，富于感情，如同宝宝就在面前，可以充分把心底的愉悦传递给胎宝宝。经常聆听父母的歌声，会使胎宝宝精神安定，母与子心音谐振，为出生后形成豁达开朗的性格打下良好的心理基础。

（2）抚摸胎教：随着胎宝宝进一步发育，在孕妈妈的腹壁上已经能清楚地触到胎宝宝头部背部和四肢。可以轻轻地抚摸胎宝宝的头部，有规律地来回抚摸宝宝的背部、臀部、四肢。当胎宝宝可以感受到触摸的刺激后，胎宝宝会做出相应的反应。触摸要轻柔有序，有利于胎宝宝大脑的发育。触摸胎教最好定时，可选择在晚间9时左右进行，每次5~10分钟。在触摸时要注意胎宝宝的反应，如果他是轻轻地蠕动，说明可以继续进行，如他用力蹬腿，说明他不高兴，就要停下来。

（3）情志养胎：孕妇可根据自己的爱好及特点，参加一些文化活动，如唱歌、绘画、编织等项目，以分散注意力，消除身心的消极情绪。家庭和谐的氛围，可使胎宝宝在快乐轻松的胎教环境中获得良好的心灵感受，保证其顺利诞生。准爸爸要创造良好的家庭氛围，丰富家庭业余生活。

（4）饮食养胎：在饮食方面应"饮醴食甘，缓带自持而待之，是谓养毛发、致才力"。第9个孕月，孕妈妈的胃部由于受到胞宫的挤压，每餐的进食量较少。为了给分娩做准备，应尽量保证营养，可以少吃多餐，食物的种类以谷类、肉、蛋、奶、豆类、蔬菜、水果为主，合理搭配，保证胎宝宝后期的生长发育所需的营养。如出现明显浮肿，要适当控制食盐和水的摄入。

（5）国学胎教：结合语言、对话、抚摸，继续讲述《三字经》中"香九龄温席孝亲""孔融四岁让梨"等孝敬父母，关爱兄弟姐妹的礼仪故事。

3. 注意事项

（1）禁止性生活：妊娠晚期（8~10个月），原则上应停止性生活。因为此时期的胞宫口已开始渐渐开放，并变松变软，此时再有性生活很容易将细菌带入产道，引起产时或产后感染或胎盘早期剥离，严重者甚至造成死胎。

（2）心理调养：大部分准妈妈在这一阶段会出现"临产焦虑"，这都是正常的，可以通过语言和宝宝进行联结，释放自己的情绪并为自己建立充分的分娩信心。孕妈妈应该情绪稳定地去迎接分娩；做到不害怕、不紧张，顺其自然；建议临产前不要去看一些网络上的分娩视频或图片等，以免加重自己的紧张与焦虑，应当始终让自己的心情保持在一个平静、稳定的状态。

此外还要为孕妇创造一个适宜修养的家居环境。家庭内的环境要整洁，空气新鲜，家具的布置、装饰品的陈设都应符合胎教环境。同时，要"缓带自持而待之"，衣服要宽松柔软舒适，衣带不宜束紧，并做好应产的各项准备工作。

（十）孕十月养胎与胎教

《逐月养胎法》说："妊娠十月，五脏俱备，六腑齐通，纳天地气于丹田，故使关节入神皆备，但俟时而生。"

孕10个月，胎宝宝除了肺部功能需要在出生后的几小时内完善外，其他的所有器官都已发育完全，只等待时机以降生到这个世界了。

1. 胎儿与准妈妈

孕十月，胎儿身体各部分器官已发育完成，其中肺部是最后一个成熟的器官，在宝宝出生后几个小时才建立起正常的呼吸模式。出生后的宝宝哭声响亮，吸吮能力强，这都跟他在孕中期就开始在妈妈的子宫里练习吸吮手指的经验密切相关呢！

怀胎十月，胎儿已经发育成熟，胎头进入母体的骨盆之中，静待一朝分娩，瓜熟蒂落，诞生人世。

孕十月的准妈妈体重达到最高峰。身体的分娩准备已经成熟，子宫和阴道趋于软化，容易伸缩，阴道分泌物增加，以方便胎儿通过产道。而且子宫收缩频繁，开始出现分娩的征兆。

2. 胎教与养胎方案

进入足月的妈妈们，在此阶段还有一项重要的功课就是安心养胎，等待分娩。

（1）稳定情绪：临近分娩了，孕妈妈紧张、不安、惶恐的情绪越发严重，这样的情绪很容易通过孕妈妈传达给胎宝宝，造成宝宝躁动。所以，孕妈妈在此阶段要调整好自己的心态，尽量多想一些轻松、愉快的事情，分散自己的注意力，给宝宝创造一个安静祥和的环境。

（2）抚摸与对话：孕妈妈后期的腹壁和子宫壁都会变得较薄，对外界的感知能力明显增强，孕妈妈可以经常抚摩宝宝，和宝宝说说话，使宝宝有安全感。也可以轻声呼唤他的名字，给他讲述家里人都是如何期盼着他的到来，这些有针对性的对话宝宝是能够感觉到的。总之，早一天胎教，宝宝就早一天变聪明。

（3）饮食养胎：到了孕十月，进入最后冲刺阶段了，孕妇要充分摄取营养，储备分娩时将要需要的能量。进餐的次数每日可增至5餐以上，以少食多餐为原则，应选择体积小、营养价值高的食物，如动物性食品等，减少营养价值低而体积大的食物，如土豆、红薯等。但同时要注意，由于胎儿的生长发育已经基本成熟，此时不要营养过度，以免胎儿过大，影响顺利分娩。

（4）国学胎教：《诗经》是我国第一部诗歌总集，《诗经》是中国诗歌乃至整个中国文学一个光辉的起点。它从多方面表现了那个时代丰富多彩的现实生活，开辟了中国诗歌的独特道路。

另外，出自《诗经》的成语也很多，总数在240条以上。如"弄璋之喜""弄瓦之喜"，其出典也自《诗经·斯干》"乃生男子……载弄之璋""乃生女子……载弄之瓦"。璋乃玉器，瓦是陶器，后来就把祝贺别人生了男孩叫弄璋之喜，生了女孩叫弄瓦之喜。此外，《诗经》具有丰富的词汇，对后世影响巨大。民谚说："念了诗经会说话，念了易经会算卦。"物种当中，所用草名105、木名75、鸟名39、兽名30、鱼名20、各种器物名300多个。

准妈妈提高传统文化素质，可从《诗经》开始。特别是分娩前诵读诗经不仅净化了自身心灵，对胎宝宝也是传统文化的熏陶。

从胎教角度讲，要选择优美的，没有伤感的诗篇来诵读。

3.注意事项

（1）不要太纠结预产期：医院产科发现，能够在预产期当天降临的宝宝还不到10%，这意味着多数宝宝在分娩时间上有自己的小计划。因此，准妈妈在这一阶段对自己的身体的敏感度要加强，如果有异常情况要迅速就医，特别是有家族急产史的妈妈尤其更要注意；而准爸爸在这一阶段则需要调整外出的频率，尽可能地在宝宝发动的第一时间陪伴在准妈妈身边。

（2）保持清洁：内衣裤应时常更换。若发生破水或出血等分娩征兆，就不能再行入浴。所以在此之前最好每天淋浴。

（3）严禁性生活：性生活可能造成胎膜早破和早产。中医认为，房劳伤肾，而肾藏元气，元气充沛，才能使分娩顺利。

（4）适当运动有助分娩：适当的运动对顺利自然分娩是不可缺少的，孕妈妈可做适度运动，如每天散步30分钟以上。可以做下蹲、盘膝坐等动作。另外，分娩前要尽量放松并做呼吸练习，这样能够让孕妈妈在分娩时保持体力，不至于很快就疲倦。但不可过度，以免消耗太多的精力而妨碍分娩，营养、睡眠和休养也必须充足。

（5）临产前准备：首先，准爸爸要联系好分娩的医院，然后准备好去医院的交通工具，还有住院所需的所有物品，并整理好装入箱包，一旦准备入院待产，就可以提包就走，当然，准爸爸还要准备好"银子"哦！一旦遇到突发情况时，千万不要慌乱。孕妈妈这时就不要独自外出或出远门了，没有特殊的事最好留在家中，准备分娩。

（6）产科检查：到了孕十月，孕妈妈要每周做一次产前检查。重点进行胎心监测、B超检查，了解羊水以及胎儿在子宫内的状况。胎心监测：可了解胎动、宫缩时胎心反应，同时可以推测出宫内胎儿有无缺氧。B超检查：监测羊水量、胎盘位置、胎盘成熟度及胎儿有无畸形，确定生产方式。胎位检查：确认胎位是临产前很重要的一项检查，医生会告诉你胎儿是头位（头先露）、臀位（臀先露），或其他异常胎位。这是确定准妈妈自然分娩还是手术助产的重要依据。

小贴士

产前训练

呼吸法训练：分娩时，产妇要注意根据宫缩情况调整呼吸，以使身体放松，缓和疼痛，减少疲劳，以利于分娩。孕妇可在调整呼吸的过程中，打消不安和恐惧的心理，专心积极分娩。胸式表浅呼吸的训练：仰卧，屈膝，扩张胸部吸入空气，腹部不动，嘴唇放松，微张口，吐气和吸气相同。开始练习时做 15 秒，习惯后持续练习 30 秒。

辅助动作训练：按摩助分娩，两手轻放于下腹部，缓缓深呼吸的同时，用手掌向季肋部按摩，随即呼气，两手还原，手掌可先做直线来回按摩，然后再做圆形按摩。按摩时仰卧，屈膝。

第五章

分娩与蓐养

俗语有云:"十月怀胎,一朝分娩。"这是一个伟大的孕育生命过程,从十月怀胎到呱呱落地,每一个历程都需要夫妻二人的共同投入和参与。幸福而又神圣的分娩时刻正在一步步走来,生孩子绝不是女人一个人的事情,分娩与蓐养阶段,正是准爸爸表现自己的关键时期,您要做好每一件事情,通过每一个细节,考核您的细心、耐心,以及是否是一位称职的丈夫哦!

一、产前准备

(一)经济准备

孩子出生后,母子的吃、用、穿等都会使开支大幅度增加,这一切经济方面的问题都要求事先安排好,统筹兼顾,保证"重点"。要本着勤俭节约的原则来添置所需物品,能代用的尽量代用,或者利用旧物改制。总之,宜提前准备并合理安排经济支出,以免关键时刻手头拮据或措手不及。

(二)物质准备

1. 各种证件

入院分娩需带的证件有准生证、户口本或身份证及复印件、围产期保健手册(卡)、母子健康手册、门诊病历等。

2. 准妈妈用品

(1)洗漱卫生用品:牙刷、牙膏、漱口杯、洗脸巾、洗脚巾、洗下身巾、水杯、香皂、润肤霜，卫生纸 1～2 提，医用卫生巾或产妇卫生巾等用品。

（2）服装鞋袜：宽松、棉质、容易穿脱的睡衣，纯棉内裤 3～4 件，哺乳胸罩或背心 2～3 件，单、棉袜各 2 双，单或棉拖鞋 1 双，束腹带，防溢乳垫。

（3）餐具小食品：饭盒、筷子、调羹、餐巾纸、湿纸巾；小零食可准备栗子、花生、红枣、巧克力。

3. 宝宝用品

（1）衣物裙裤：包被（夏季要薄一点、冬季要厚一点）、婴儿毯；纯棉内衣 1～2 件，如果分娩时是冬季，准备稍厚的连衣裤 1～2 件；棉质袜。宝宝服一定要棉质、宽松、透气性强，没有纽扣。鞋 1～2 双，小帽子。

（2）卫生用品：尿片，隔尿垫，纯棉尿布；脸盆；洗浴护肤品；大浴巾、毛巾各 2 条。

（3）母乳喂养用品：干净、柔软、棉质的小方巾 3～4 块，方便清洁乳头和擦拭或垫护溢出的乳汁；吸奶器，用于乳房胀时挤出积聚在乳腺里的母乳，或婴儿无法直接吮吸母乳、母亲乳头发生问题的时候；乳房专用小盆，用于热敷和清洁乳房。

（三）心理准备

1. 调整心态

接近分娩，孕妇可能会心情紧张，产生许多疑惑和担忧。如担心胎儿是否健康，有无畸形，初生婴儿是否聪明，会不会发生难产等。

孕妇要了解分娩是正常生理过程，只要有良好的心理准备，大都能平安度过分娩这一关。产妇的精神状态固然受到外界各种因素的影响，但也是完全可以控制，并且可以不断进行自我调整的。

（1）相信医生：要信任医院和医生，随着现代医学的进步，已经能够应付可能出现的各种意外，保证母子的安全。

（2）了解分娩过程：事先对分娩的过程有详细的了解，对可能出现的各种不正常的因素，都要尽可能地配合好助产人员。

（3）瓜熟蒂落，泰然处之：保持不急不躁、泰然处之的心态，良好的心理状态能很好地帮助产妇克服产前的种种不适、缓解产中的疼痛，并能促进产后的尽快恢复。

事实证明，有充足心理准备的产妇，比没有心理准备的产妇分娩要顺利得多。

2. 正确认识分娩疼痛

对于分娩疼痛的恐惧是此时最为严重的心理问题。

分娩过程的疼痛是不可避免的，但也因人而异，有人并不感到很痛，大部分人都是可以忍受的。分娩时的阵痛是自然现象，与受伤、疾病的疼痛有本质上的区别。

据研究，产妇产前的精神状况和分娩疼痛有很大的关系，分娩疼痛有自身心理因素，严重的紧张、恐惧心理会加重疼痛的感觉。对于人体来说，心情舒畅，肌肉也会放松，心情越紧张，肌肉就会绷得越紧。心情紧张可导致原发或继发宫缩乏力、产程延长等异常分娩，不仅疼痛加剧，还会造成难产、滞产，更严重的还会发生产后大出血的现象，甚至由于紧张的心理，产道不能撑开，致使本来可以顺产的婴儿突然窒息死亡，酿成更大的痛苦。

所以，必须从思想上消除对分娩的恐惧，保持平静的心态，分娩时也就不会感觉太疼了。

二、分娩时刻

（一）分娩前兆

生孩子是每一位女性都要经历的时刻，然而很多准妈妈随着分娩的临近，开始出现紧张和恐惧，在这里告诉准妈妈一些分娩的注意事项，首先，提醒准妈妈临产的一些先兆。

1. 轻松感

孕妇一般到了临产前两周左右的时候，由于胞宫体下降，对胃部压力缓解，这时上腹部反而比以前自觉轻松一些，叫做"轻松感"，呼吸也较前舒畅了，胃部压迫感减轻了，饭量也会相应增加。

2. 尿频

《胎产心法》中说："临产自有先兆，须知凡孕妇临产，或半月数日前，胚胎必下垂，小便多频数。"分娩前胎儿下移准备从母亲生殖道娩出，胎儿身体最下面的部位下降到母亲骨盆入口的位置时，孕妇必然会感觉到下腹部坠胀，膀胱被压迫，出现尿频、腰酸腿痛、走路不方便等症状。

3. 见红

见红即出血。因为子宫开始收缩，宝宝的头开始下坠入盆，入盆途中引起胞宫的脉络破损而出血，一般是红褐色的黏稠液体或血丝，俗称"见红"。有的准妈妈在见红之前的前几周会先有白带增多现象，见红多在阵痛前的 24 小时出现，但也有的在分娩几天前甚至一周前就反复出现见红。如果只是淡淡的血丝，量不多，准妈妈可以先在家里观察，注意此时就不要剧烈运动了。见红是分娩即将开始比较可靠的征兆，一般见红后 24～48

小时就会分娩，提醒现在可以到医院待产啦！另外，需要注意的是，如果还不到预产期，而且出血量很多，大于平时的月经量，呈鲜红色可能就不是分娩预兆了，应考虑是否有异常情况，如前置胎盘或胎盘早剥等疾病，需要立即到医院检查，否则很可能会有生命危险的。

4. 规律宫缩

一般宫缩开始时疼痛持续30秒，间隔10分钟。以后宫缩疼痛持续的时间逐渐延长，间隔时间缩短至2～3分钟，持续50～60秒，这是分娩马上来临的前兆，此时千万别慌乱，赶紧到医院待产。《达生篇》说："……渐痛渐紧，一阵紧一阵，是正产，不必惊慌。"

5. 破水

阴道流出羊水，俗称"破水"。破水时，孕妇阴道内就好像流水一样，根本无法控制，一股一股的热水向下流，隔一阵流几股，腹部也会伴有抽痛感，那时宝宝可能就快要出生了。如《十产论》所说："正产者，盖妇人怀胎十月满足，阴阳气足，忽腰腹作阵疼痛……谷道挺拼，继之浆破血出，儿遂自生。"但是，破水的前提一定是发生在临产前夕，而且出现其他临产先兆。此时应立即躺下，取平卧位，在臀下放一个枕头或垫一些衣服，使臀部抬高，以防止脐带脱垂，还可以减少羊水流出，防止因羊水过少导致难产、初生婴儿窒息等意外。如果羊水流出太多，可垫块卫生巾，并保持平卧状态，由家人尽快送到医院检查待产。如果发生在非预产期，即预产期之前的日子里，可能就不是破水了，需尽快由家属陪着到医院去检查是不是"胎膜早破"，那样的话，医生就要采取相应的措施了。

（二）分娩六字箴言

《达生篇》提出的临产"睡、忍痛、慢临盆"六字箴言，言简意赅，对现在所有的产妇都有很好的指导作用，大家一定要谨记。

1. 睡

分娩前充足的睡眠是保存体力、养精蓄锐最好的方式。分娩是一项"体力活"，聪明的孕妇分娩前就开始攒足精力备战分娩了。建议临产前最好能够每天踏踏实实地睡 7 小时以上，如果睡不着，那就闭目养神，千万不要慌张，以免自乱阵脚，消耗了体力，到生产时筋疲力尽。

2. 忍痛

分娩疼痛是逃避不掉的，是女人必过的一关。孕妈妈要正确认识分娩疼痛，并从心里接受它、忍受它、战胜它，甚至期待它的到来。这大概就是古人"忍痛"的真正寓意吧！面对分娩疼痛关，有人这样想，要想生下孩子就要有宫缩，而宫缩就会产生疼痛，生过孩子的女人才是真正的女人。还有人这样想，此时肉体之痛与生下自己可爱的宝宝的快乐相比，太微不足道了。更有人这样想，怀孕 280 天，疼痛不就是这一天吗？无论怎样想，让疼痛来吧！让我们驾驭分娩痛这匹野马，把我们的宝宝顺利带到世界。千万不要在关键时刻"掉链子"，忍受不住宫缩疼痛，在需要勇气和毅力的时候打退堂鼓，娇气地急于上产床，试图尽早解除"痛苦"，"久卧伤气"，躺得太久，气血不能正常运行，反而会愈躺愈累。或者狂喊乱叫，消耗体力，结果会事与愿违，变得更加惊恐，"惊则气乱"，气血逆乱，导致宫缩异常不利于分娩。

3. 慢临盆

慢临盆的意思就是顺势而为，不要急于用力。分娩有三个产程，每个产程都是有规律的，聪明的做法是不要人为地缩短或延长产程。骨盆、胎头、胎儿的肢体都是不规则的，让胎头和肢体慢慢通过骨盆，这就是"慢临盆"。举个倒车的例子，操之过急往往出现意外。产妇应该沉着冷静顺势而为，当子宫已规则地开始收缩时，不必急着用力，这是一种必然会发生的自然现象。过早用力对分娩的进行无济于事，相反也许会出现"帮倒忙"的情况，阻碍子宫口扩张及胎儿下降；还会使体力过早消耗，待真正需要用力的第二阶段却已筋疲力尽。当收缩变得强烈时，在医生和助产士的指导下适度用力就可以了。腹式深呼吸能增加腹压并代替用力，孕妇会感觉舒服些。再需提醒的是不要憋尿，憋尿时膀胱内充满尿液，妨碍胎儿的下降，尿液积存也会使下腹部感觉沉重、难受，所以有尿意尽早上厕所把尿排空。

（三）分娩要素

过去将分娩要素归为三点，即产力、产道及胎儿。近年来，发现精神因素与分娩关系密切，故将分娩要素归为四点，即产力、产道、胎儿及精神。

1. 产力

产力主要指宫缩力，其次为腹肌的收缩力。产力在分娩中起重要作用，依靠宫缩力使子宫颈管消失，子宫口逐渐扩张，胎头下降。宫口开全后，由于胎头压迫产生向下用力、屏气的感觉使腹肌收缩用力。

2. 产道

产道由骨产道及软产道组成，是胎儿娩出的通道。软产道指子宫下段、子宫颈、阴道、会阴，骨产道指骨盆。骨盆大小与体型有一定关系，但不是绝对的。通过骨盆测量可以了解骨盆情况。

3. 胎儿

胎儿大小、胎位对于分娩十分重要。胎儿过大可能增加分娩困难。胎位是指胎儿在母体内所处的位置，大约97%为头位、2%～4%为臀位、0.25%为横位。头位是正常胎位，臀位及横位是异常胎位。即使是头位，由于头的屈伸程度不同，胎头与骨盆的关系不同也有异常情况。一些异常胎位需要在产程中由医生检查发现，并根据情况给予处理。

4.精神因素

精神因素是指产妇分娩过程的精神状态。紧张、害怕、担心都有可能增加难产的风险。

产力、产道、胎儿及精神四大要素互相联系，互相影响。在产妇的配合下，医生根据情况全面判断，才能使分娩顺利进行。

教你几招利分娩

生孩子是"瓜熟蒂落"的自然现象，一切要顺其自然，介绍几种产妇自我减轻痛苦和助产的方法，可以参考一下：

（1）深呼吸：在每次宫缩开始时进行一次腹式深吸气，直到这一阵宫缩完毕后再将气呼出。

（2）按摩法：用两手手指按摩下腹部皮肤，深吸气时，两手由两侧腰部向腹中间方向按摩，呼气时则反之。按摩动作应与深呼吸动作相配合。

（3）压迫法：阵缩时，用手或拳压迫自己觉得最不舒服的部位如腹部、骶（尾骨）部或耻骨（小腹部下方）部等处，仰卧时可以自己用手压迫耻骨部或腰部，侧卧时可用手压迫骶部。

（4）憋气法：憋气要在腹部，不要在喉头，类似排便时向下憋气的动作。憋气的作用是增加腹压，随着宫缩的节律向下用力，帮助胎宝宝克服在产道中所遇到的阻力，顺利生产。

孕妇意志力在分娩整个过程中是很重要的，要利用宫缩的规律，在医护人员指导下，宫缩时集中精力用力，宫缩缓解阶段，放松心情，快速恢复体力。丈夫陪产也是一个好办法，可使产妇有依靠感，减轻产妇的疼痛。

（四）自然分娩

自然分娩就是经阴道分娩。

《达生篇》说："天地自然之道莫过于生人养人……生与养皆有自然之道也，无难也。"明确提出分娩是一种自然现象。

阴道分娩是自然、安全、对母婴都有利的分娩方式。特别是丈夫陪产，可使分娩的操作更科学、产程更顺畅、产妇更轻松、母婴更健康。自然分娩适于年龄在 24～28 岁间，按时经过了产前检查，各项指标均正常的产妇。我们主张自然分娩，是因为自然分娩有多种优点。

1. 初生婴儿健康

（1）分娩过程中子宫的收缩，能让胎儿肺部得到锻炼，让表面活性剂增加，肺泡易于扩张，婴儿出生后发生呼吸系统疾病少。

（2）子宫的收缩及产道的挤压作用，使胎儿呼吸道内的羊水和黏液排挤出来，初生婴儿窒息及初生婴儿肺炎发生率大大减少。

（3）经过产道时，胎儿头部受到挤压，头部充血，可提高脑部呼吸中枢的兴奋性，有利于婴儿出生后迅速建立正常呼吸。

（4）免疫球蛋白 IgG 在自然分娩过程中可由母体传给胎儿，自然分娩的初生婴儿具有更强的抵抗力。

（5）胎儿在产道内受到触、味、痛觉及本位感的锻炼，促进大脑及前庭功能发育，对今后运动及性格均有好处。

2. 妈妈恢复快

（1）阴道自然分娩的产妇，产后身体恢复大大快于剖宫产的产妇，能有更多精力照料婴儿。

分娩阵痛使子宫下段变薄，上段变厚，宫口扩张，产后子宫收缩力更强，有利于恶露的排出，也有利于子宫复原。

（2）仅会阴部轻微损伤，并发症少，生产当天就可以下床走动。3～

5 天即可出院。

（3）再次怀孕后因为没有子宫与腹部疤痕，分娩更安全。

（4）产后可立即进食和喂哺母乳。

3. 少花钱

自然分娩花费少，大约是剖宫产的四分之一。

经阴道分娩才是正常的分娩途径，没有疼痛就没有生育，这犹如真理般的定数让很多女人望而生畏。不过每个准妈妈分娩的过程也是因人而异的，身体和精神状况都会对产痛的剧烈程度和长短产生影响。只要做好自然分娩的思想准备，分娩"痛"后便是初生婴儿到来的喜悦啦！

小贴士

剖宫产要谨慎

剖宫产是用手术的方法，剖开孕妇腹壁及胞宫，直接取出胎儿的方法。

剖宫产有着严格的适应证：孕妇骨盆、阴道、软产道、宫颈等出现特殊病变或畸形；胎位异常，如横位、臀位；产前出血；子宫有疤痕；妊娠合并症并且病情严重；先兆子宫破裂；35 岁以上的高龄初产妇，同时诊断出妊娠合并症者；胎儿体重超过 4kg，或出现脐带绕颈、脱垂；前置胎盘等。在不能自然分娩的情况下，施行剖宫产可以挽救母婴的生命。请问您具备哪一条适应证？如果不适合上述适应证，为什么选择剖宫产呢？

我国选择剖宫产的孕妇人数在世界上居于第一位，调查发现孕妇选择剖腹分娩的原因竟然千奇百怪，其中，因为恐惧分娩痛的不在少数，其他如有为给孩子选择好时辰出生的，有担心顺产会使子宫下垂的，有担心顺产会使阴道松弛而影响性生活的，更有令人费解的是，有的孕妇是为了依从丈夫的意愿被迫选择剖宫产。

在这里，温馨提醒各位想要剖宫产的朋友，剖宫产手术有一定的危险性，千万不要擅自做决定，或在不正规的医院实施手术，一定要有剖宫产手术的严格指征，并在正规医院，在妇产科医生允许的情况下，才能实施剖宫产手术，以保证母子安全。如果真的需要剖宫产手术，医生一定会主动与家属交代情况，并告之剖宫产手术的风险，在家属签字后才能进行。如果您腹腔内合并卵巢肿瘤或浆膜下子宫肌瘤，可一并处理并切除。剖宫产出血量会较多，有时会出现并发症，产后恢复较慢，住院时间长。再次怀孕的话，晚期有引起子宫破裂的可能性等。故术前必须慎重考虑。

三、蓐养——坐月子

蓐为草繁多，或指草垫子。因古时产妇多是在一堆干草上分娩，叫"生草"；月子期间又多坐在草垫子上，所以叫"蓐养"。现代医学所称产褥期保健，是胎儿、胎盘娩出后的产妇在身体和心理方面的调养阶段，通常需6周，也就是42天。从产后胎儿娩出，到子宫、会阴、阴道的创口渐渐愈合，产妇若调养的好，身体会恢复得很快，若调养不好，则恢复较慢，甚至发生产蓐期各种疾病。因此，坐月子对女性来说太重要了。我们从以下几个方面给产妈妈们一些指导。

（一）观察恶露

恶露是分娩后，由阴道排出的瘀血、黏液。

产后第一周，恶露的量较多，颜色鲜红，含有大量的血液、小血块和坏死的蜕膜组织，称为红色恶露。血性恶露持续3～4天，子宫出血量逐渐减少，浆液增加，转变为浆液恶露。半个月以后至3周以内，恶露中不再含有血液了，但含大量白细胞、退化蜕膜、表皮细胞和细菌，这些物质使恶露变得黏稠，色泽较白，所以称为白色恶露。白色恶露持续3周干净。

大约需要6周的时间，恶露排净，子宫也就基本上复旧了。

（二）心理调适

在产蓐期，产妇的心理大多处于脆弱和不稳定状态，这与产妇在妊娠期的心理状态、对分娩的承受能力、环境以及家庭的经济情况等均有密切关系。尤其是性格内向、固执的产妈妈较为明显，往往出现不明原因的哭泣、忧郁、烦闷、伤心、愤怒。甚至发展成为产后郁闷、焦虑、失眠、食欲下降、注意力不集中、不合群、对任何事情失去兴趣，严重者产生自杀念头等，即所谓的"产后忧郁综合征"。一旦出现这种严重的症状，请尽快就医。轻者一般采取心理上的护理。丈夫、家庭的支持和关怀是最重要的，可每天与丈夫沟通、聊聊天，发泄自己的不良情绪，或找好朋友倾诉自己的不快。也可经常出去散散步、喝喝茶；给自己换个发型，经常变换服饰；听听悠扬的音乐、唱唱歌等等，这些做法都会有助于缓解自己郁闷的情绪，使您变得豁然开朗。

（三）会阴侧切后的调理

会阴侧切是产妈常常遇到的问题，侧切后的外阴都会有隐隐疼痛，甚至刺痛感，在小便时，疼痛会变得剧烈。如何使会阴修复的快，并且缓解疼痛呢？建议产妇保持正确的卧位，如左侧切的产妇应采取右侧卧位或仰卧位，以免恶露污染伤口；或制作一个半圆形的坐垫，产妇坐着的时候，侧切的一侧悬在坐垫上，可减轻损伤会阴一侧的压力；做缩肛运动，促进会阴部尽早恢复；如厕时尽量不用卫生纸，以免摩擦或不卫生导致感染，可用淡盐水清洗，再用消过毒的纱布轻轻拍干会阴部；用棉质的卫生垫，并注意及时更换。性生活一般在产后2个月左右再进行。

（四）起居

（1）生活环境：产妇身体处于"阴血骤虚，阳气易浮"的状态，常有微热、自汗，腠理疏松，极易感受外邪，所以夏季宜注意凉爽，冬季注意保暖，产妇应穿长袖衣和长裤，最好还要穿上一双薄袜子。但是又不能"捂"得过度，使汗液不能蒸发，影响体内散热。宝宝刚出生，由于过惯了妈妈胞宫内宫殿一样的恒温生活，对温度十分敏感，室内温度一定要适宜。室温一般应在22～25℃，通风良好，即使在冬季也要有一定时间开窗通风，但要注意避免直接吹风。居室内要清洁舒适。在房间内绝对不能吸烟、吐痰，有慢性病或感冒的亲友最好不要探视产妇及初生婴儿，尽量减少亲友探望，以免引起初生婴儿疾病。产妇和宝宝的衣着都要清洁、舒适、厚薄适宜。

（2）尽早活动：产后的变化除了阴血骤虚，阳气易浮，还多有气血亏虚和瘀血内阻。因分娩时的用力、出汗及产创，产蓐期恶露的形成，瘀血浊液的排出，损伤了阴液和气血，因此产后常有轻微发热、自汗等阴虚火旺的症状。在这段时间内，产妇应该以休息为主，调养好身体，促进全身器官各系统尤其是生殖器官的尽快恢复。产妇产后身体仍然处于多虚多瘀状态，尽早活动有利于气血畅行、恶露排出。一般自然分娩的产妇在生产第二天就可以下床走动，或在医护人员指导下，做一些简单的锻炼、产后体操等，有利于身体的恢复，并保持良好的体形。产后一周，可以稍微做些家务活，如整理室内卫生、做简单的饭菜等，但持续时间不宜过长，更不要干较重的体力活，否则劳则耗伤正气，加重"多虚"状态，使气的统血和统摄能力下降，容易诱发子宫出血及子宫脱垂。

（3）饮食与营养：由于分娩时体力消耗大，身体内各器官要恢复，产妇的消化能力减弱，又要分泌乳汁供初生婴儿生长，所以饮食营养非常重要。乳汁为气血所化，薛立斋言："血者，水谷之精气也，和调于五脏，洒陈于六腑，妇人则上化为乳汁，下为月水。"《胎产心法》说："产妇冲任血旺，脾胃气壮则乳足。"

月子期间的食物要松软、可口、易消化、易吸收；少量多餐，多食汤类食物，利于哺乳；要干稀、荤素搭配；多食蔬菜、水果，可以补充肉、蛋类所缺乏的维生素C和纤维素，还可以促进食欲，防止产后便秘的发生。

自然分娩的产妇一般在产后1个小时即可进流食或清淡半流食，以后可进普通饮食。食物应富有营养、热量和水分。若哺乳，应多进蛋白质和含汤汁的食物，并适当补充维生素和铁剂。产后最初几天内，食品要多样化，富于营养，容易消化，不宜过于油腻。一周以后，应逐渐增加高热量、高蛋白、高维生素的食品，多饮水及汤类，促进乳汁分泌。多食水果、蔬菜有利于大便通畅。夏天可吃西瓜，利于防暑降温。但产后不宜喝茶，因为茶叶中含有鞣酸，它可以与食物中的铁相结合，影响肠道对铁的吸收，从而引起贫血。另外，茶叶中还含有咖啡因，使人精神振奋，不易入睡，影响产妇的休息和体力的恢复。同时茶内的咖啡因可通过乳汁进入婴儿体内，容易使婴儿发生肠痉挛和忽然无故啼哭现象。注意饮食卫生，防止胃肠炎的发生。

产后多虚多瘀，要禁食寒凉、辛辣的食物。生冷多伤胃，寒凉则血凝，恶露不下，会引起产后腹痛、身痛等诸多疾病。产后失血伤津，多阴虚内热，故葱、姜、大蒜、辣椒等辛辣大热的食物应忌食。如果进食辛辣的食物，不仅容易引起便秘、痔疮等，还可能通过乳汁影响婴儿的肠胃功能。还要注意产后饮食不宜大补。滋补过量易患肥胖症，从而引发多种疾病。产妇肥胖还会造成乳汁中脂肪含量增多，最终导致婴儿肥胖或腹泻。

（4）充分睡眠：由于分娩使产妇的身心极度疲劳，所以分娩后的首要任务就是让产妇美美地睡一觉，不要轻易去打扰她。

（5）洗漱：一般产后一周就可以像平时一样刷牙、洗脸、洗脚、洗头、洗澡了。但是要注意洗澡应采取淋浴，不要盆浴，用具要清洁，以免脏水进入阴道引起感染。洗漱用水以温水为宜，坐月子期间最好不碰冷水，以防受凉后出现关节或肢体酸痛。出汗多还要勤洗澡、勤换衣服，注意预防感冒。此外，坐月子期间，产妇的阴道分泌物较多，加之阴道恶露排出，为防止外邪侵入，应每天用温开水或1：5000高锰酸钾溶液清洗外阴部，保持会阴部清洁和干燥，勤换内裤与卫生垫。大小便后用清洁卫生纸从前向后擦净，以免肛门周围细菌逆行造成感染，还要注意避开伤口。

四、二孩时代

（一）二孩政策来了

在十八届五中全会上党中央做出了重大决策，即坚持计划生育的基本国策，完善人口发展战略，全面实施一对夫妇可生育两个孩子政策，积极开展应对人口老龄化行动。这意味着长达30多年的独生子女政策正式结束。党中央之所以做出这样的人口政策重大调整，是基于我国独生子女家庭结构不合理以及逐步进入人口老龄化社会等原因，居安而思危，上述原因给我国经济发展带来隐患，诸如劳动人口减少、劳动力成本上升、制造业和出口竞争力下降、养老压力增加、家庭"失独"比例上升、独生子女个性发展障碍等。因此，全面放开二孩，对于优化家庭结构有正面、有效的作用。

在全面二孩的受益人群中，35岁以上的高龄育龄女性占到60%。从医学上界定35岁以上为高龄，高龄女性怀孕，胎儿染色体异常风险增加，妊娠期并发症风险也会增加。因此有学者从专业角度出发，提出积极抢救生育机会，为全面二孩政策落地开辟"绿色通道"的建议。打算要二孩的家庭，有了生第一胎的经验，生二孩时，应该说是"轻车熟路"了，同时还可以总结一下第一胎的遗憾或不足，利用生第二孩的机会，弥补一下缺憾。

（二）生二孩的准备

1. 身体准备

上面讲到，在全面二孩的受益人群中，35岁以上的高龄育龄女性占到60%。那么，高龄怀孕夫妻双方都要做好身体准备才可以，不要盲目怀孕，以免出生缺陷儿。

2. 家庭准备

（1）老大的苦恼：从怀第二个孩子起，父母的心思好像突然从老大身上转移到老二身上了，老大心里渐渐地产生了"失落""不安"，等老二出生了，老大真正意识到自己失宠了。妈妈还动不动就说："你是姐姐（或哥哥），你应当……"于是，老大开始不高兴，闹情绪，甚至会仇视弟弟妹妹，给老二"捣乱"，觉得爸爸妈妈爱弟弟妹妹不爱自己了。这个原因在家长，您想，在没有老二之前，你是如何对待老大的？第一个小宝宝，是那么的可爱，是妈妈爸爸的心肝宝贝，一家子围着老大转。有了老二之后呢？老大的地位发生了变化，不再是一家人的中心了。孩子是很敏感的，这种落差对一个孩子来说是很难接受的。孩子不会正确处理，只会用苦恼、撒娇来吸引父母的注意，有时候还会打弟弟妹妹。这种情况太多见了，这都需要父母去疏导，如果父母不耐烦地训斥，往往会给老大的心理造成伤害。提醒要二孩的家长，对老大的关爱千万不能因为有了老二而减少，甚至对老大要倾注更多的关爱，使老大知道父母永远爱自己，增加孩子的安全感，顺利接受弟弟妹妹的到来。

（2）孩子之间的竞争

1）"批大护小"不可取：在两个小孩子渐渐长大的时候，免不了会有吵闹甚至打架这样的现象发生，这时候父母该怎么办呢？有的父母往往认为大的孩子应该让着小的，如果父母只会对大孩子说"你大，你要让着弟弟妹妹"，甚至用打骂来教育，那大孩子想的是"凭什么总让我让着弟弟妹妹，根本不公平！"从而更加怨弟弟妹妹夺了父母的爱。而老二恃宠而骄，也根本不会去尊重哥哥姐姐，有了冲突就会搬来父母为自己做主。所以绝对不能一味地"批大护小"，这样只能委屈大宝，宠坏老二。

2）"护大不护小"更有效：在处理两个孩子的竞争时，要遵循"护大不护小"的原则。两个孩子还小的时候，最需要的是父母的宠爱，就像树木需要阳光和空气，不可避免地要引起竞争，而兄弟姐妹之间的友爱和睦，则需要父母积极地引导。《三字经》有云："兄则友，弟则恭。"说的是哥哥对弟弟要友爱，弟弟对哥哥要尊敬。简单的说教并不能起到作用，遇到事情时"护大不护小"，其实是父母帮助老大树立威信的具体过程。在此过程中，老大体会到了父母对自己的爱，同时得到了老二的尊重，有了大哥大姐的威信，就更容易做出老大的样子，自发地对老二友爱、谦让。

3）兄弟友爱从小做起：从孕育二胎的时候开始，就要注意培养老大对老二的感情。让老大摸摸妈妈的肚子啦，听听小宝宝的动静啦，告诉老大，他也是这样在妈妈肚子里睡觉的。老二出生后，让老大参与到照顾老二的过程中来，帮忙给弟弟或妹妹拿奶瓶，冲奶粉，盖被子等等，告诉他弟弟妹妹需要他的照顾，家人要多表扬老大懂事，很会照顾弟弟妹妹。孩子很单纯，都是需要表扬和鼓励的，对正面的教育更容易接受。如果父母照顾老二比较多，忽略了老大，老大就会用异常的行为进行抗议。父母要多注意老大的情绪，比如妈妈照顾大哭的老二时，老大偏要妈妈陪着玩，这时候妈妈应先陪老大玩，让家人去哄老二。孩子其实很没有安全感，当老大知道老二并没有占据妈妈的爱，自己在妈妈心里仍然有很重的位置时，他会有安全感，从而顺利地接受老二，发自内心地爱护老二。

3. 物质准备

（1）居住条件：养育两个孩子比养育一个孩子，经济压力更大。两个孩子需要有更大更多的房子。小婴儿和大孩子的作息是完全不同的，小婴儿每天睡得非常多，基本上吃了睡，睡了吃。充足的睡眠对婴儿的生长特别重要，而大孩子正处于活泼好动的年龄，爱叫爱闹，容易影响小婴儿睡眠；同样，小婴儿饿了，冷了，尿了，都会用哭来表达，在大孩子睡觉的时候，小婴儿突然一哭，就会打扰大孩子的睡眠。有了第二个小宝宝，最好是跟老大分开睡，这就需要更大的房子保证大孩子有独立的卧室。长远来说，两个孩子都大了，最好每人都有自己独立的卧室。

（2）经济条件：母婴的生活一应之物，都要做好打算。从备孕阶段优生优育检查到服用叶酸，从怀孕之后定期做产检到补充孕期营养，从住院生产到小婴儿的衣物、奶粉，都是一笔不小的开支，都需要预留出来，专款专用。产妇所需的物品包括睡衣、哺乳内衣、束腹带、纸巾、卫生巾，以及洗漱用品等；小婴儿所需的物品包括婴儿和尚服、连体衣、帽子、抱被、奶瓶、奶粉、纸尿裤等。

（3）其他开支：两个孩子至少需要两个人专门照顾，一人照顾大孩子，一人照顾小婴儿。不能因为老大是大孩子，就不用专门照顾了，大孩子也是孩子，尤其是六岁之前，还没有自己照顾自己的能力，需要有人专门照顾。所以在生二孩之前，一定要把专门照顾大孩子的人落实到位，不能家里人谁有时间了谁管一下，否则有了小婴儿之后，家里一片忙乱，万一大孩子照看不到，就容易出问题。如果需要双方的老人帮忙，就会增加一份生活费开支。父母帮忙照顾，没有退休金的话，需要小两口定期给父母生活费。如果父母不能照看孩子，还需要请保姆，也是一笔较大的开销。

4. 心理准备——男孩女孩的纠结

（1）生二孩还面临生男生女的纠结：随着二孩孕周的增加，对胎儿性别的猜测可能会逐渐提上日程。有了一个孩子，往往二孩时希望能够儿女双全，凑成一个好字。有男孩想女孩，有女孩想男孩，人其实就是这么不容易满足，想一想二孩没有放开之前，有多少人想再生一个宝宝却不能如愿啊！生男生女并不是由人的意志所决定，无论二孩是男是女，都是天赐的宝贝，当你看到孩子的那一刻，无论多少忐忑不安的不靠谱的想法都会被抛到九霄云外，心里只有对这个小生命的无限怜爱。

（2）孕期不要鉴定孩子性别：对于孕期鉴定孩子性别的想法，建议你永远不要有，也许你会说，我只是想早点知道孩子的性别，无论男女我都要。是的，你也许是这么想的，但是我要告诉你的是，禁止鉴定胎儿性别，不仅是对胎儿的保护，也是对孕妇的保护。现代虽然已不是封建社会，但不排除有些男人和顽固的长辈重男轻女，一旦知道胎儿性别并非所盼，重则希望堕胎，轻则对孕妇的态度不如以前，这都会或多或少影响孕妇的心理和生理健康，甚至影响分娩的顺利进行。所以，禁止鉴定胎儿性别是对女性的一种保护。如果有愚昧的女性自己都重男轻女，就别怪别人不把你当回事了。当然，希望广大男同胞重责任、明事理，对自己的妻子始终如一地体贴关爱，毕竟孕育过程中受累和受罪的都是自己的妻子。

小贴士

凡事各有利弊

中国自古就有多子多福的观念，生育二孩的好处显而易见，多一个孩子，家庭气氛更活跃，大宝会有个弟弟或妹妹陪伴自己成长，多快乐的事情啊！父母方面多了一份安全感，当父母老去或生病时，有两个孩子可以轮流照顾，肯定比只有一个孩子好；对于女性来说，多生一个孩子，对身体也有一定的好处，如果有月子病，可以通过生二孩来好好调理一下。研究表明未婚女性得乳腺癌的几率比正常怀孕生子的女性高很多，同时有过两次哺乳经历的女性得乳腺癌的几率比未生育者更要小。女性在妊娠期和哺乳期由于激素的关系，卵巢就暂停了排卵，卵巢停止一段时间排卵，自然也就可以推迟更年期的到来了，还可以防治子宫内膜异位症，怀孕和生育是治疗子宫内膜异位症的一个最有效、副作用最少的方法。

凡事都是有两面性，生二孩也会带来很多的现实困扰。现代人的社会压力很大，房贷、车贷、养老、育小，还要应付工作及生活当中的各种问题，而且育儿成本逐年增加，如果再生二孩，家庭的经济压力会变得更大。有人生孩子可能会丢工作、影响晋级，还要面临随之而来父母衰老孩子幼小的尴尬局面，父母失去工作能力之后孩子的抚育问题，这些都需要考虑并得到妥善的安排。

（三）生二孩指导

1. 夫妻双方做足备孕功课

（1）女性要调整好月经周期：按照第二章中关于"女养血"的方法，养好身体，调理好月经周期。只有身体强壮了，月经周期正常了，才会有健康的卵子。这是女性备孕的第一要务。

（2）男性要养精：一要节制性欲，二要劳逸结合，三不要生气，四要戒烟酒，五要饮食清淡。

2. 择时受孕

要在适合的季节、适合的气候，双方心情舒畅的排卵期种子。

3. 养胎与胎教

按照第四章的方法，按月从环境、情绪、饮食上养胎；从音乐、语言、抚摸、艺术、国学等方面进行有计划的胎教。

4. 重视产检

二孩孕妇在妊娠晚期一定不要忽视产前检查，特别是高龄孕妇，要按照产科医生的要求，及时进行孕检与产检。

5. 及时去医院待产

经产妇分娩更快，二孩妈妈千万要注意。只要出现规律宫缩、见红和破水中任何一个产兆时，都应到医院待产。在孕晚期，宫缩越来越频繁且规则时，就预示着离分娩时间不远了。破水在所有产兆里是最需要注意的。如果孕妈妈发现阴道流出像尿一样多的水，带点腥味，此时无论是否有宫缩都要及时去医院。因为羊水流出时可能脐带会随之脱出，可导致胎儿死亡，因此要马上送医院，在前往医院途中保持平卧姿势，防止脐带脱出。羊膜腔破裂超过 24 小时，也将会增加胎儿感染的机会。

生二孩可以顺产

生第二个孩子，可以顺产吗？这是很多二孩产妇担心的问题。

答案是可以顺产。如果第一个孩子是顺产，再生第二个孩子，往往要比第一胎的时候要更加顺利，因为第一胎顺产的时候，子宫颈和阴道经过扩张，小宝宝从产道生出，所以产道容易扩张。在生二孩时，宫颈管的消失和宫口的扩张是同时发生的，所以在生二孩的时候，产道的准备时间要缩短很多，生产的过程要比较快。

第六章

初生养护

伴随着清脆的哭声，宝宝呱呱落地，产妇刚刚经历的分娩剧痛和辛苦，仿佛都抛到了九霄云外，随之而来的是一种无法用言语来表达的幸福、喜悦和激动的心情。

一、新生儿的发育

（一）刚出生的宝宝

1. 宝宝的样子

宝宝出生，离开了"宫殿"般的母腹，如嫩草茸芽，娇嫩脆弱。从外观看上去宝宝蛮"丑"的，又小又湿，这是附着的"胎脂"的缘故，头大而身体小，身体蜷缩着，紧握拳头弯向内，指甲又薄又长；皮肤红红的、皱皱巴巴的，如果是早产儿，皮肤上还会有很多的毳毛。此时，宝宝的脏腑柔弱，肾气始生，抵抗力弱，稍有疏忽，极易患病。初为人母和人父，看到刚刚降生的宝宝并不像宣传画上的婴儿那样饱满可爱，一时间可能会难以接受。其实，刚出生的宝宝们长的样子都很相似，如果把你的宝宝放到婴儿室很多宝宝中间，你很有可能会认错哦！但是不用担心找不到自己的宝宝，因为，每个宝宝都有手腕带、床头卡。顺便提醒一下，您可以把刚出生宝宝的小脚丫印记，留在宝宝出生日记中的扉页，做永久的纪念，等宝宝长大了作为礼物送给他，这太珍贵了。

2. 对宝宝的健康评价

对宝宝来说，这是人生第一次考核。

新出生的宝宝都要经过产科医生仔细检查，进行人生第一次考核，即对宝宝进行 Apgar（阿普卡）评分，来确定宝宝的健康状况以及有无初生婴儿窒息情况。具体内容是针对宝宝的反应和生命特征进行测试，包括心率，呼吸，肤色，肌肉和反应五个方面。每个项目都是 0～2 分的范围，最后将五个分值加起来，总分就是 Apgar（阿普卡）评分。这些测试会在五分钟后再进行一次。通常 7～10 分都是正常的范围，如果你的宝宝得到这个分数的话，就说明是健康的宝宝，不需要特别护理了。如果低于这个分值，说明宝宝存在一定的问题，要采取措施，加强护理，并及时请新生儿科医生会诊哦。

3. 宝宝长得好快

宝宝长得很快。刚刚诞生的宝宝的体重，男婴约为 3.33±0.39kg，女婴约为 3.24±0.39kg。以后几乎每天都有变化，体重每天可增加 30～40g，每周增加 200～300g，一个月内体重竟然可增加约 1kg。刚出生的宝宝平均身长约为 50cm，一般男婴比女婴长一些，身长变化也很快，一个月内可增加 3～5cm。刚出生的宝宝头围约为 33～35cm，一个月内就可增长 2～3cm。囟门有前囟、后囟之分，部分宝宝出生时后囟即已闭合，大多数的宝宝在出生后 2～4 个月内完全闭合；前囟大小以囟门对边中点间的连线距离表示，平均大小为 2.5cm，前囟应在宝宝出生后 12～18 个月闭合。若囟门早闭或迟闭，或前囟小于 1cm 或大于 3cm 均应引起重视。

（二）新生儿的运动与语言发展

1. 宝宝开始活动了

宝宝出生后的第 1～2 周内，尚不能自主的活动，仅仅有吸吮，下巴、手轻微颤抖。快满月时上下肢的活动逐渐顺畅，下肢有时出现似骑自行车的动作。腹部朝下时，他的下肢会做爬行运动，而且像是要撑起来的样子。在第一个月内，宝宝的手大部分时间紧握成拳，手指运动非常有限，但他可以屈伸手臂，将手放到眼睛看得见的范围或口中。

2. 新生儿的动作

新生儿的一些动作大多是不自主的，现代医学上叫生理反射。

比如父母亲用手指轻轻触摸宝宝口角周围，宝宝的头部会转向被触摸的一侧并张口将手指含入，这就是觅食反射。

常见的生理反射还有：

吸吮反射：将乳头或奶嘴放入新生儿口内，出现有力的吸吮动作。

握持反射：将物品或手指放入新生儿手心中，立即将其握紧。

拥抱反射：新生儿仰卧位，检查者拍打床面后新生儿双臂伸直外展，双手张开，然后上肢屈曲内收，双手握拳呈拥抱状。正常情况下反射在出生后3～4个月逐渐消失，如新生儿期这些反射减弱或消失常提示有神经系统疾病。

踏步反射：用手臂托着他，让他的足底接触一个平面，他会将一只脚放在另一只前面，好像在走步。

足握反射：叩击新生儿的足底时，他的足底屈曲，脚趾收紧。

以上这些生理反射，不是永久的，一般在出生后2～4个月会自然消失。

3. 新生儿特殊的语言

新生儿也有语言，那就是啼哭，啼哭是生命诞生的象征，是新生儿最早的，也是唯一的语言，是语言发育的发音阶段。哭声大小可以衡量生命的质量。整个新生儿期，宝宝都在以啼哭的形式表达自己的情感和需求。嘹亮的哭声，意味着宝宝发育良好，身体健康。如果宝宝出生没有哭声或哭声不响亮，则意味着宝宝或许存在健康问题，应立即请医生进行检查，严重情况下还要实施抢救。

新妈妈要学会听懂啼哭这种特殊的语言。如宝宝饥饿性啼哭、过饱性啼哭、口渴性啼哭、尿湿性啼哭、寒冷性啼哭、燥热性啼哭、困倦性啼哭、疼痛性啼哭、害怕性啼哭、便前啼哭、伤感性啼哭、蚊虫叮咬后的啼哭等，以便根据宝宝的具体情况进行细心护理。

（三）新生儿感觉发展

1. 视觉发育

宝宝出生时对光已有反应，能看到 15～20cm 处的物体，强光可引起闭眼。视觉功能除了与先天因素有关外，后天培养及刺激也很重要。建议新妈妈爸爸配合孩子的发展，从孩子睁开眼睛的那一刻起，就培养孩子的视觉功能，以奠定整体健康的基础。在宝宝出生 7～15 天后，父母就可以给宝宝布置一个特别的环境，如在小床上挂一些色彩鲜艳并有响声的玩具，以此来吸引宝宝的视线，训练宝宝的目光固定、眼球的追视、视力与听力等协调动作。

2. 听觉发育

新生儿在出生后的 3～7 天听觉已发育很好了，在出生后的第一个月内，宝宝的听力发育完全成熟。他会密切注意各种声音，尤其对妈妈的声音最熟悉，听到妈妈的声音有愉快的表情，但对噪音比较敏感。训练初生婴儿的听觉，是很重要的内容，父母可以在宝宝醒来或是喂奶时放一些轻松愉快的乐曲，或是用小铃铛、拨浪鼓等会发出声响的玩具，在他的耳边轻轻摇动，有利于发展宝宝的听觉感受力和美感。妈妈在哺乳中要经常跟宝宝说话，宝宝醒来时，把他抱在怀里面对面地跟宝宝交谈，让他感受到妈妈的心声，训练宝宝应答反应能力和记忆力。在月子里对初生婴儿进行早期教育，对他今后的成长是非常有益的。

3. 味觉发育

味觉是新生儿与生俱来的神奇感知，宝宝刚出生味觉就已发育很完善了，如果您给宝宝甜味的液体，他会愉快地吸吮，您再换一种酸的或其他刺激味道的液体给他尝，他会马上嘬住奶嘴，停止吸吮。

4. 情感发展

婴儿出生就已经初步具有与外界交流的能力了。宝宝出生后，睁开眼睛与妈妈对视，就是交流的开始。您仔细观察会发现，当妈妈说话时，正在吮乳的宝宝会暂时停止吸吮，或减慢吸吮速度，说明宝宝对您的说话产生了反应。当宝宝哭闹时，爸爸妈妈把他抱在怀里，用亲切的语言和他说话，宝宝会安静下来。所以，您要多和宝宝说话、唱歌，并用彩色玩具逗引他，以促进宝宝视觉、听觉、触觉和智力的发展，建立和培养父母与宝宝之间的感情。

（四）新生儿常见的生理状况

宝宝出生后，会出现一些特殊的生理状态，新妈妈爸爸要了解一些，以免误认为是疾病，做出不正确的处理。常见的特殊生理状态有以下几种：

1. 生理性黄疸

由于新生儿胆红素的代谢特点，50%～60%的足月儿和80%的早产儿会出现生理性黄疸，生后2～3天黄疸出现，4～5天达高峰，足月儿在2周内消退，早产儿可延续到3～4周，一般情况良好，不伴有其他临床症状。这是由于新生儿间接胆红素产生过多，肝细胞发育不完善，不能及时将其排出体外造成的。经过多晒太阳，多吃多排便，可自行消退，一般不需特殊治疗。

2. "马牙"

在口腔上腭中线两侧和齿龈部位，由上皮细胞堆积或黏液腺分泌物积留形成的黄白色、米粒大小的小颗粒，俗称"马牙"，一般生后数周至数月自行消失，对吸吮无妨碍，不必做特殊处理。

3. "螳螂嘴"

两侧颊部各有一隆起的脂肪垫，俗称"螳螂嘴"，有利于吸吮乳汁。螳螂嘴与马牙均属正常现象，不可挑破，以免发生感染。

4. 乳腺肿大

男女新生儿生后4～7天均可出现乳腺增大，乳腺可增至蚕豆或核桃大小，2～3周后消退。这主要是来自母体的雌激素中断所致，切忌挤压，以免感染。

5. 阴道少量出血

部分女婴生后5～7天阴道流出少许血性分泌物，或大量非脓性分泌物，可持续1周，俗称"假月经"。这是由于妊娠晚期母亲体内雌激素进入胎儿体内所致，可用消毒纱布轻轻拭去，不必特殊处理。但如果出血量较多，那就要及时看医生，可能与初生婴儿出血症有关。

6. 新生儿红斑及粟粒疹

婴儿生后1～2天，在头部、躯干及四肢常出现大小不等的多形性斑丘疹，称为"新生儿红斑"，1～2天后可自然消失；因皮脂腺堆积在鼻尖、鼻翼、颜面部形成小米粒大小黄白色皮疹，称为"新生儿粟粒疹"，脱皮后可自然消失。

7. 体重下降

新生儿由于呼吸较快，再经肺及皮肤蒸发部分水分，宝宝生后 2～3 天会出现生理性体重下降（低于出生体重），一般下降 6%～9%，约 7 天左右才恢复，这是正常的生理现象，家长不必忧虑。

二、新生儿的护理

（一）脐带的护理

1. 断脐

脐带是母亲与宝宝气血经络相通的纽带，一般在宝宝娩出 1～2 分钟后，即需结扎断脐，断脐后，宝宝便可独立生存。断脐是宝宝先天与后天的分界线。断脐的方法：要经过严格消毒，进行脐带结扎并剪断，脐带残端要用干法无菌处理，然后以无菌敷料覆盖。

2. 护脐

断脐后并不代表万事大吉，断脐后还要护脐，否则会出现脐部各种疾病，如脐湿、脐疮、脐风等。如《幼科发挥》说："儿之初生，断脐护脐不可不慎……护脐之法，脐既断矣，用软布缠裹，待干自落，勿使犯水也。三朝浴儿，当护其脐，勿使水渍入。脐落之后，当换包裙，勿使尿湿及脐中也。如此调护，则无脐风之病。"意思是脐部要保持清洁、干燥、注意保暖，避免污水、污物或尿液污染脐部，以防感染。可选择质量好的防水脐带贴保护脐带，防止因护理不当，导致脐湿、脐疮及脐风。包被和宝宝服最好选用棉质、宽松、透气性好的材质，以免喂奶或抱宝宝时损伤脐部。一般来说，脐带残端于出生后的 4～10 天可自然脱落。自然脱落就是不要人为地使脐带脱落，有的年轻妈妈，在宝宝脐带即将脱落时，人为地将欲脱落的脐带撕扯下来，您这是"帮倒忙"啊！万万不可哟！

（二）五官的护理

1. 洁眼

宝宝刚出生，眼睛可能会被产道里的污物感染，因此要注意眼睛周围皮肤的清洁，每天可用药棉蘸生理盐水擦拭眼角，由内向外，切不可用手擦抹。若宝宝眼分泌物多或眼睛发红，需及时去眼科就诊以防感染或使泪道不通。

2. 清鼻

新生宝宝鼻腔较狭窄，且黏膜组织柔嫩，富有血管，容易充血、水肿，导致呼吸不畅，甚至影响吃奶和睡觉。当发现鼻腔内分泌物较多时，千万不能用发夹、火柴等硬物抠挖，以免触伤鼻黏膜引起出血，而是应该用棉签轻轻卷出。若分泌物凝成硬痂，可用药棉浸一些清洁的生理盐水或植物油滴入鼻腔，待硬痂软化后再用棉签轻轻卷出。

3. 护耳

一般新生宝宝耳内的分泌物是不需要清理的。但需注意避免水、乳汁等进入耳朵引起耳道炎症，如洗澡时妈妈应用手托住宝宝头颈部，使其面部朝上，并压住宝宝的两个耳郭，以防止水流进耳朵。另外吃完奶应把宝宝竖抱起来拍背，并清理宝宝嘴边的奶水再将其放下，以免宝宝侧位时奶水流入耳内。

4. 拭口

宝宝在娩出后，应立即将口腔内黏液清除，以保证气道通畅，避免啼哭时黏液呛入气道，《备急千金要方》早就提醒过后人："若不急拭，啼声一发，即入腹成百病矣。"清洗时，可用干净的棉签，蘸上清水轻轻涂抹口腔黏膜即可，千万不要用纱布、手帕等使劲擦洗，以防止黏膜擦破引起细菌感染。

（三）祛胎毒

胎毒是胎中禀赋之毒，包括湿毒和热毒。主要表现为新生儿面目红赤，多啼声响、大便秘结等。如不及时祛胎毒，易发生丹毒、痈疮、湿疹、胎黄、口疮、疥癣、痘疹等病症。诱发这些病症的原因多是由于孕妇恣食辛热，甘肥厚味，或生活调摄失宜，遗毒于胎，或郁怒悲思，亦可能与母亲的内热体质有关。《幼幼集成》说："小儿出生……若身面俱红，唇舌紫，亦知其必有胎毒。"为预防胎毒，建议用中医清热解毒的方法去处理。朋友们可以试试。

1. 黄连法

黄连2～3g，用开水浸泡，取药汁滴入宝宝口中，用于胎禀热毒的宝宝。

2. 金甘煎法

金银花3～5g，甘草2g，煎煮取汁，温度适宜时放入奶瓶中让宝宝吸吮，用于胎毒较轻的宝宝。

3. 淡豆豉法

淡豆豉4～6g，浓煎取汁，让宝宝频频饮服，适用于脾胃薄弱者。

4. 大黄法

大黄2～3g，沸水浸泡或略煮，取汁滴入宝宝口中，用于大便秘结不通的宝宝，胎粪通下后停服，脾虚气弱者勿用。

（四）观察新生儿的大小便

1. 新生儿的大便

新生儿出生 24 小时内应该排出胎粪，胎粪是由胃肠分泌物、胆汁、上皮细胞、胎脂以及咽进的羊水等组成的，颜色呈墨绿色黏稠状，没有臭味。2～3 天后排出棕褐色的过渡便。以后就转为正常大便了。

由于喂养方式不同，宝宝的大便也有差异。

（1）母乳喂养儿的大便：多为黄色或金黄色，呈均匀的膏状或带少许黄色粪便颗粒，有酸味，不臭，偶有细小乳凝块或较稀薄绿色，每日 2～4 次，在添加辅食后粪便常变稠，每日 1～2 次。

（2）人工喂养儿大便：呈淡黄色或灰黄色，较干，大多成形，含乳凝块较多、较大，量多，因牛乳中的蛋白质乳酪块稍大，粪便有明显的蛋白质分解产物的臭味，每日 1～2 次，有时可有便秘。

（3）混合喂养儿大便：与单纯喂牛乳者相似，但质较软、呈黄色；添加淀粉类食物可使大便增多，质软，暗褐色，有臭味；添加蔬菜水果等辅食后，粪便渐近成人，每日排便 1 次。如果大便稀水样、蛋花汤样、绿色发酸，可能因喂养不当、饥饿所致。

大便次数明显增多或大便秘结都会导致宝宝脾胃和肠道功能紊乱，大便灰白有可能是胆道闭锁所致，应及时就医。

2. 新生儿的小便

宝宝往往在生产过程中排第 1 次小便，生后的第一天，可能没有尿或者排尿 4～5 次，以后根据入量逐渐增加，一昼夜可达 20 次。如果生后 48 小时仍无尿，则要考虑有无泌尿系统畸形，可先喂糖水并注意观察。如果多喂水后仍不排尿，就应请医生诊治了。

（五）洗浴

1. 三朝浴儿

宝宝娩出后，将体表白色脂质状物、血迹清洗干净后即可洗浴。然后，在生后第三天再次洗浴，称"三朝浴儿"。洗浴时水温要掌握好，不要过热，更不能太凉，以36～37℃为宜。洗浴时，将宝宝托于左手前臂，右手持柔软毛巾，蘸水后轻轻擦拭宝宝身体，动作要轻柔，注意脐部不要浸水，洗完后，迅速将全身拭干，可在皮肤表面少量擦些新生儿专用的润肤霜，在宝宝皮肤皱褶处如腹股沟、腋下扑少许爽身粉。

2. 教您给宝宝洗澡

过了三朝浴儿，在新生儿阶段还要经常给宝宝洗澡，尤其是在炎热的夏季。给宝宝洗澡看似简单，其实并非易事，新妈妈们常常会手忙脚乱的。如水温、洗澡的物品、顺序、方法，以及洗完后如何给宝宝抚触等等，会有很多事情呢！

（1）洗澡环境：刚刚出生的宝宝很娇嫩，他毕竟离开"宫殿"不到一个月，所以要为他营造一个理想的环境和适宜的温度。室温最好在26～28℃之间；水温则以37～42℃为宜。可在盆内先倒入冷水，再加热水，再用手腕或手肘试一下，确保水温适宜。沐浴时要避免室内有风吹着宝宝，以防着凉生病。沐浴时间应安排在给宝宝哺乳1～2小时后，避免哺乳后立即洗澡，否则易引起呕吐。

（2）洗澡前准备：准备大一点的婴儿专用澡盆（清洁消毒）一个，小浴盆一个。如果新生儿脐带还未脱落，妈妈要准备消毒脐带的用物，然后准备宝宝预换的包被，宝宝服，尿布，小毛巾，大浴巾，冷、热水，婴儿爽身粉等物品。

（3）洗澡步骤：可分四步进行。

第一步：妈妈或爸爸要洗净双手，检查一下手指甲，如果是刚剪过的指甲，一定要用锉刀磨平，以免擦伤您的宝宝，然后再用洗手液洗净双手。

第二步：小宝宝在进入浴盆前，先用小浴盆清洗臀部，以免把洗澡水弄脏。小屁股的周围、两腿间的皱褶处、大小便排便通道口，都要用温湿的棉花球蘸些润肤露轻拭轻抹，用一处换一个。可用婴儿专用沐浴露抹去较难除去的油脂性排泄物和水溶性分泌物，优质的婴儿专用沐浴露还有抵御细菌的作用。洗好小屁股后，再给宝宝脱衣服。眼角、鼻梁、嘴巴、耳朵，这些地方都要用温湿的棉花球轻拭轻抹，每洗一个部位，换一次棉花球。要注意的是，洗耳朵时，先要用一只干燥的棉花球轻轻塞入宝宝的耳孔，以防水渗入引起中耳炎。洗完脸，再洗头。给小宝宝洗头要用手托稳宝宝头部，用手柔和地抚摸宝宝的头，注意，不要触及孩子的天灵盖（囟门处），更不要去搔头皮。然后，轻轻把他放到温度适宜的水中，用手托着孩子，依次清洗脖子、腋下、腹部、四肢等处，然后将宝宝翻过身来，让孩子的身体俯卧在妈妈的左侧上臂上，另一只手清洗孩子的背部。最后，将身上的浴液沫冲洗干净。

第三步：冲洗完毕，将孩子从水中抱出，马上给他裹上干燥而柔软的浴巾，轻轻而细致地将水擦干，特别要注意有皱褶的地方如耳朵、颈部、腋窝、肚脐、外生殖器、脚趾间等。

第四步：在宝宝的身上扑上些爽身粉，并给孩子穿上事先准备好的干净衣服。如果宝宝脸部皮肤干燥，还可以在脸上涂少量的滋润油，使皮肤保持湿润、光滑。

（4）洗澡的时间和次数：洗澡的次数取决于温度和孩子具体情况。如2天一次大便的婴儿不一定天天洗澡。每天2次以上大便、经常吐乳的宝宝，则需要每天洗澡防止皮肤糜烂。有的孩子喜欢洗澡，进到澡盆后显得很舒服，而有的孩子不喜欢洗澡，一进澡盆就大哭大闹。洗澡的时间以中午12点到下午2点为宜，最好在喂奶前30分钟，或喂奶后1小时，防止出现溢乳。洗澡时长以 5～10 分钟为宜。洗澡后应喂 20～30mL 糖水或果汁，以补充水分的丢失。

不宜给宝宝洗澡的情况

（1）打预防针后：打预防针后 2 天内不要洗澡，因洗澡容易使针孔受到污染。

（2）某些疾病后：遇有频繁呕吐、腹泻时暂时不要洗澡，洗澡会使呕吐加剧，不注意时还会造成呕吐物误吸。

（3）发热：发热或热退 48 小时以内不建议洗澡，因为容易使宝宝出现寒战，甚至发生惊厥。

（4）皮肤疮疖：若宝宝发生皮肤损害如脓疱疮、疖肿、烫伤、外伤等，这时不宜洗澡。因为皮肤损害的局部会有创面，洗澡会使创面扩散或受污染。

（5）喂奶后：喂奶后马上洗澡，会使较多的血液流向被热水刺激后扩张的表皮血管，而腹腔血液供应相对减少，这样会影响宝宝的消化功能。另外，由于喂奶后宝宝的胃呈扩张状态，马上洗澡也可能引起呕吐。所以喂奶后不宜马上洗澡，最好选择喂奶后 1～2 小时进行。

（6）低体重儿：低体重儿大多为早产儿，由于发育不成熟，生活能力低下，皮下脂肪薄，体温调节功能差，很容易受环境温度的影响出现体温波动，所以洗澡要慎重。

（六）常见问题的处理

1. 新生儿吐乳

宝宝经常出现吐乳，有的吐几口，有的吐的量很大。这要分析是什么原因导致的吐乳。一种情况是生理现象，是因为新生儿胃呈水平位，而且，食管下部括约肌松弛，而胃与肠道接口的幽门括约肌较发达，所以容易发生溢乳。另一种情况是宝宝肠道问题，您可注意观察宝宝排便情况，如果宝宝排出了胎便，腹部柔软无胀满，宝宝一般状态良好，您可耐心等待，慢慢就会好起来。如果几天没有排出胎便，可能是某个部位发生梗阻，就要到医院请医生检查一下了。如果连续呕吐混有绿色胆汁样的奶，而且逐渐出现腹部胀满，伴有高热时，请留下一部分呕吐物，请医生看一看是不是新生儿黄疸或胆道其他疾病。

2. 胎黄

胎黄与上面说的生理性胎黄不同，这里是指病理性黄疸，黄疸出现时间早（出生24小时内），发展快，黄色明显，也可黄疸退而复现，或黄疸出现迟，持续不退，日渐加重。肝脾可见肿大，精神疲倦，不欲吮乳。多种原因均会出现病理性黄疸，如母子血型不合、败血症、新生儿肝炎、先天性胆道闭锁等。中医认为是脾胃湿热或寒湿内蕴，肝失疏泄，胆汁外溢所致的发黄。病理性黄疸需在医生的指导下根据病因治疗，如肝细胞性黄疸选用保肝利胆药物；先天性胆道闭锁应早期诊断，早期手术治疗；感染性黄疸应用中药利湿退黄，联合应用抗生素治疗。也可以采用光照疗法，简单而有效。注意保护宝宝的脐部、臀部和皮肤，避免损伤，注意观察皮肤黄疸消退的情况。还要注意宝宝要保暖，提早开奶。

3. 脐湿和脐疮

脐湿是由于断脐后护理不当，如新生儿洗浴不慎，或为尿液浸渍脐部，或因脐带未干过早脱落，使湿浊浸淫皮肤，久而不干引起。脐疮是在脐湿的基础上，脐部有液体渗出，重者可有红、肿、热、痛或流出脓水。轻症外治法即可，先用双氧水清洗后，用龙骨散（煅龙骨、枯矾燥湿敛疮），共研粉干撒脐部。红肿热痛者局部清洁后，用如意金黄散外敷，最好在医师指导下吃些清热解毒的内服药。

4. 鹅口疮

鹅口疮由白色念珠菌引起,该病菌常存在于正常人口腔、肠道、阴道、皮肤等处。新生儿可在出生时被产道感染,或被污染的乳具感染而致病。婴儿常因体质虚弱,营养不良,消化不良,长期使用广谱抗生素或激素,导致消化道菌群失调,白色念珠菌繁殖,故常在霉菌性肠炎的同时并发鹅口疮。因其色白如雪又称"雪口"。

鹅口疮表现为新生儿口腔黏膜表面覆盖白色或灰白色乳凝块样白膜。初起时,呈点状和小片状,微凸起,可逐渐融合成大片,白膜界线清楚,不易拭去。如强行剥落后,可见充血、糜烂创面,局部黏膜潮红粗糙,可有溢血,但不久又为新生白膜覆盖。重症可波及喉部、气管、肺或食管、肠管,甚至引起全身性真菌病,出现呕吐、吞咽困难、声音嘶哑或呼吸困难。可到医院检查,取少许白膜涂片,加10%氢氧化钠1滴,在显微镜下可见到白色念珠菌孢子和菌丝。残留乳块容易与鹅口疮混淆,注意鉴别,残留乳块可用温棉签轻拭掉。

小贴士

鹅口疮的预防

鹅口疮的预防很重要,要加强孕期卫生保健,孕妇营养丰富全面,避免过食辛热炙煿之品,及时治疗阴道霉菌病;注意哺乳卫生,保持口腔清洁,喂奶器具及时煮沸消毒;婴儿添加辅食后,适当进食新鲜水果蔬菜,以增强体质,提高机体免疫能力。避免过烫、过硬食物及不必要的口腔擦拭,防止损伤口腔黏膜;提倡母乳喂养,及时添加辅食,积极治疗原发病。避免长期使用广谱抗菌素或肾上腺皮质激素。

(七)衣着和包被

新生宝宝刚从温暖的胞宫中出来,常出现体温不稳定的情况,尤其对胎怯儿更应注意衣服和包被的选择。冬季应注意保暖，谨防感受风寒；夏季则需防暑，衣服不能过厚或包裹太严，以防中暑。在这方面古人有很深的体会，如《太平圣惠方》在"小儿初生将护法"中说："凡绵衣不得太厚及用新绵，令儿壮热。"《诸病源候论》中也说："小儿始生，肌肤未成，不可暖衣，暖衣则令筋骨软弱。"这些教诲至今对当代人依然有指导意义。宝宝的皮肤很娇嫩，选择衣着和包被一定要柔软、吸水性强、宽松、棉质、安全，衣服方便穿脱，不要用纽扣、拉链、松紧带之类的东西，以免损伤宝宝娇嫩的皮肤。您可以自己动手，买棉质的布料，为宝宝亲自制作简单的有系带的衣服，俗称"和尚服"。例如宝宝裤、围嘴都是非常容易制作的。

（八）尿布

1. 传统的尿布

中国自古有使用传统的尿布的习惯，俗称"裸子"。

优点：①有利于宝宝健康，因为传统尿布是棉质的，透气性好、吸水性强，宝宝用起来比较舒服；②可以循环利用，清洗消毒后可以反复再用；③经济、实惠，可以利用旧的床单、棉质内衣、棉质内裤改造而成。

缺点：①需勤换：只有做到勤换才能保持局部清洁、干爽，但是在晚上就比较麻烦，会影响母亲的睡眠；②需勤洗：如果在夏天，要做到这点还比较容易，但到了寒冬腊月，尤其产后的最初一个月，冰凉水是很难让人忍受的；③卫生问题：尿布如果清洗、消毒不到位，会携带较多细菌，造成感染。

2. 纸尿裤的利弊

随着生活水平的提高和高科技的发展，物质生活越来越丰富，越来越多的人开始追求方便快捷，简单速效。人们渐渐地把传统的尿布丢弃了，代之以一次性纸尿裤、尿不湿等产品。这种产品一经问世，厂家云集，铺天盖地，以其方便携带、不必清洗、更换方便、父母不用起夜等优点，受到年轻父母的追捧。

然而，纸尿裤所带来的问题也逐渐显现出来。

其一，是环境污染。纸尿裤多含有不可降解的材料，大量的纸尿裤会给生态环境造成极大的影响。

其二，长期使用纸尿裤会抑制宝宝正常的排尿反射和排便反射。现在很多宝宝发生的遗尿、便秘与使用纸尿裤有直接的关系。这些已经引起社会和医务界高度关注和反思。

其三，一些厂家生产的纸尿裤中甚至含有有害的化学物质二噁英，会对宝宝有不良影响，纸尿裤中使用的染料也会使一些宝宝产生过敏反应。

其四，一次性纸尿裤透气性不好，会导致宝宝睾丸和阴囊的温度升高，对生殖系统的发育产生影响，还容易引起红臀。

其五，污染过的一次性纸尿裤上存在着大量病毒或细菌，即使扔掉，它也会在填埋处迅速的繁殖，对人类的健康产生威胁。

其六，给家庭造成经济负担，每个家庭在购买纸尿裤上的费用，累积起来多达 2 万～3 万元。这与传统尿布比较起来，是一笔不小的开支。

其七，宝宝会有不舒适感，宝宝自己不会表达，不妨您自己试试戴着纸尿裤感受一下。

所以，出于以上各方面的考量，建议尽量少用或不用纸尿裤。

3. 尿布的选择与思考

传统尿布与纸尿裤都各有利弊，那么，如何给宝宝选择尿布呢？

（1）改良传统尿布，即布尿裤。布尿裤的形状和纸尿裤差不多，区别就是材质。布尿裤是用柔软的布料做成，而且中间部分留有空隙，是放置一次性尿布的，把一张尿布折叠成长方形，刚好塞进中间的空隙。然后给宝宝穿好，就把小屁股包得妥妥当当，柔软透气，宝宝很舒适。

（2）使用传统尿布时，需要常暴晒或高压消毒，清洗时，可戴上家用胶皮手套既防止水凉，又卫生。尿布可以选择旧棉质柔软内衣，但不要使用有皮肤病（如患手足癣）者的旧衣服。

（3）可选择能生物降解、可循环利用的环保纸尿裤，如用天然棉花、玉米纤维、大豆纤维、荞麦纤维为原材料提炼而成的纸尿裤，这种纸尿裤防水透气，使用完毕丢弃后可生物降解，节能环保，低碳减排。

（4）尿布与纸尿裤混合使用。白天大多数时间使用传统尿布，晚上可以适当使用纸尿裤，这样，白天宝宝有舒适感，晚上妈妈可以安心睡个安稳觉。

4. 尿布的裹法和更换

初次当妈妈，不会给宝宝更换尿布是可以理解的，但您一定要尽快学会尿布裹法和更换方法。由于宝宝排尿、排便机制还没有建立，他是随时会出状况的。因此，及时更换尿布是保持宝宝臀部皮肤的清洁、干燥、舒适的最好办法。首先，准备尿布要以浅色、柔软、易吸水的棉布或一次性尿布为宜。在更换尿布前洗手，避免穿堂风。然后先把尿布放至床旁，揭开盖被，解开尿布带，露出臀部，用原尿布上端两角洁净处轻拭会阴部及臀部，并以此盖上污湿部分垫以臀部下面。如有大便，用温水洗净，轻轻吸干水份。再用一手轻轻提起宝宝的两个小脚，使臀部略抬高，另一手取下污尿布，再将清洁尿布垫于腰下，放下双足，尿布的底边两角折到腹部，双腿中的一角上拉，最后系好尿布带，结带松紧适宜，拉平衣服，盖好被子就完成啦。若宝宝拉肚子，更需勤换尿布，注意及时清洁臀部，并涂植物油保护皮肤。如果宝宝发生尿布皮炎了，可采用暴露法、灯光照射法等，使局部皮肤干燥或在医生指导下涂上药膏等。严重者可给予抗菌药物，以防感染。

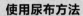

小贴士

使用尿布方法

（1）男女婴包尿布方法不同。男婴尿流方向向上，腹部宜厚一些，但不要包过脐，防止尿液浸渍脐部；女婴尿往下流，尿布可在臀的下部和腰部叠厚一些。

（2）宝宝的尿布不要垫得太厚，尿布太厚会使宝宝大腿分开过大，影响宝宝的活动和腿部的正常发育。

（3）尿布一定要漂洗干净，因洗洁液中有很多化学物质，会伤及宝宝的皮肤。

（4）尿布要放在阳光下暴晒，利用阳光中的紫外线消毒。如果长期阴湿，最好使用烘干机，或者用熨斗烫干。阴干的尿布容易滋生细菌，破坏宝宝的皮肤。

（5）夏季气候炎热，给宝宝换尿布时不要直接取刚刚暴晒的尿布使用，应待其凉透后再用，防止发生尿布疹。

（6）宝宝大小便后不要直接用尿布给他擦屁股。因为长期使用的尿布表面比较毛糙，用它来擦屁股会使周围的皮肤变红。尿布上有些细菌会导致泌尿道炎症。

（九）特殊新生儿的护理

1. 胎怯儿的护理

胎怯儿，即未成熟儿，或低体重儿，是初生婴儿出生后身材矮小，脏腑功能均未成熟的一种病症，中医也叫"五迟""五软"。发生的原因主要是先天禀赋不足，如父精不足，母血亏虚，或母孕时患病、苦寒攻伐药物所伤，早产、难产、多胞等。一般见于孕期不到 37 周，出生体重低于2500g，身长不足 45cm，或在 38 ～ 42 周出生体重低于 2500g 的宝宝。还有小于 1000g 的叫"超低初生儿"，有人形象的将其比喻为"手掌宝宝"。宝宝出生后形体瘦小，肌肉瘠薄，面色无华，精神萎靡，气弱声低，吮乳无力，筋弛肢软。亦有由于后天失于调养的，如生后护理不当，平素乳食不足，营养失调，或体弱多病，大病之后失于调养的宝宝。由于生活能力较弱、适应性与抵抗力差，死亡率较高，多数此类宝宝会给成年期罹患疾病埋下一颗"定时炸弹"。所以，必须给予科学的精心护理，才能提高低体重儿的存活率。出生后最好在医院护理一段时间。

预防出现胎怯儿是最重要的。首先应该做好产前检查，注意胎儿生长情况，胎儿宫内生长迟缓者，要检查原因，增加营养。其次，应积极治疗严重妊娠反应，因为严重妊娠反应可使孕妇摄入营养不足，直接影响胎儿生长发育。预防和控制妊娠期间各种疾病，如积极纠正孕妇贫血。同时，孕期应劳逸结合，避免感染。定期进行产前检查，及时发现问题并积极进行治疗，是预防胎怯儿的有效方法。

对胎怯儿的护理，家长也要了解一些。对于胎怯儿的护理，保暖应该是首位的，由于早产儿体温调节中枢发育不完善，对环境温度适应能力差，体温低，因此应注意保暖，室温宜 24～26℃，湿度宜 55%～65%，以防止呼吸道黏膜干燥。在喂养方面，由于宝宝的营养储备不足，需要特殊的营养补充。世界卫生组织呼吁，对于"手掌宝宝"的营养应予以特别补充，以适应其不成熟的肠胃道和肾脏功能，确保营养的有效吸收。早产儿也应以母乳或母乳库奶喂养为宜，必要时可用早产儿配方奶。胎龄愈小，出生体重愈低，每次哺乳量应愈少，喂奶间隔时间也应愈短。哺乳量不能满足所需热量者应辅以静脉营养。配方奶建议采用无菌液体配制或使用经过有效净化的配方奶，可尽量选择经过无菌处理的特殊包装，选择适应婴儿生理需要的一次性奶嘴或鼻饲等专用喂养设备，以最大限度地减少胎怯儿喂养过程中的风险，帮助胎怯儿赶上生长速度，健康苗壮成长。同时需要注意的是，对于胎怯儿的护理，最好在专业医师或医护人员的指导下进行。

胎怯儿的特殊抚养

胎怯儿在医院经过治疗后，如果体重开始增加，吮奶也好转，就可以出院接回家了。但胎怯儿与足月儿的护理不一样，体温调节差，吃奶量也少，抵抗能力低，因此，需要特殊的抚养和护理。最重要的首先是预防感染，应该给宝宝设一个专用房间，除直接照顾的妈妈外，其他亲属，包括父亲也不要进入，防止交叉感染。即使妈妈进去也要戴口罩穿专用衣服，喂奶之前要把手洗干净，冲牛奶时，要严格消毒。如果精心喂养，胎怯儿体重可以追上足月儿。另外，胎怯儿生理性黄疸要比足月儿消退的时间长，一般要3～4周，但只要全身情况良好，4周后会消退，家长不必过于紧张。

2. 多胞胎的护理

新妈妈一下子生了两胞、三胞乃至更多的宝宝，可谓一举多得，真令人羡慕啊！可是您不知道，新爸爸新妈妈在幸福和喜悦之余，"工作量"骤增一倍甚至几倍，这无论对于家庭的经济，还是家人的精力，都是一项艰难的挑战。多胞胎宝宝往往体质均较弱、体重偏轻，需要爸爸妈妈加倍的呵护，以保证宝宝全面的营养需求，使宝宝们健康成长。因此，多胞胎的父母掌握一些护理方法显得更加重要。

（1）坚持母乳喂养：要喂养多个宝宝，多胞胎妈妈往往会母乳不够，此时一定要把有限的母乳均匀分给每个宝宝，同时添加适合中国宝宝的优质配方奶粉辅助喂养。

（2）居室环境：多胞胎一般体重较轻，对温度很敏感，出生体重小于2500g的较多，所以产科一般会作为未成熟儿来处理。医护人员会把宝宝们分别放到暖箱中护理，当体重超过2500g，全身情况良好时方可出箱，由父母抱回家。所以，居室要做好保温工作，室温应在24～26℃，湿度宜55%～65%，以防止呼吸道黏膜干燥，保持体温恒定。

（3）补充鱼肝油和钙：多胞胎一般体内储存的维生素D和钙不足，

加之身体长得快，所以要在医生指导下，及时足量地补充鱼肝油和钙。

（4）防止溢奶：多胞胎宝宝早产居多，容易溢奶，在喂完奶后要把宝宝竖抱起来，轻拍其后背使宝宝打嗝，然后再让宝宝平躺。如打了嗝还出现溢奶，家长不用担心，随着宝宝的发育完善，溢奶情况会逐渐缓解。

（5）疾病预防：多胞胎宝宝抵抗力一般较差，如果其中的一个宝宝生病了，要防止其他健康的宝宝也被感染，这时候，就需要当机立断地"隔离治疗"了。

（6）把爱匀给每个宝宝：几个宝宝的妈妈，一边要照顾宝宝，一边要工作，确实有些难以顾及，可以多申请一段时间的产假。家庭条件允许的，还可以给宝宝们请个贴心的月嫂或宝宝护理人员。其他方面，多胎宝宝和单胎宝宝在护理上没有太大的区别，重要的就是妈妈要把爱均衡地分给每一个宝宝。

新爸爸角色转变

这是您初为人父的第一个月！您一定还沉浸在骄傲、激动的情绪中。接下来您的生活会面临怎样的变化？强烈期待着宝贝出生的爸爸们恐怕很少想到当把妻子、宝宝接回家之后发生的变化。妻子分娩的过程会在您的心理上产生强烈冲击，您不再只是一个男人，而是成为了一名父亲，需要更多地参与到养育宝宝的过程中了，您会突然感觉自己在家庭中的责任感提升了。当今的年轻爸爸和妈妈大都是全职工作，宝宝在家中度过的第一个月的生活是一种全新的体验，有许多东西需要你学习！宝宝需要你24小时给予照顾和看护，你应该和妻子一起学习护理宝贝的基本知识，换尿布、抱宝宝、给宝宝洗澡、帮助你的妻子进行母乳喂养或是人工喂养，这样做可以减轻你们俩在照顾宝宝方面的焦虑不安，并且能增进夫妻感情。记住，对于初为父母的人来说，这是一个边实践边学习的过程，不必要求自己能应付每一件事情。

另外，一定要记得妻子刚刚生产，身体还未复原，需要从分娩的变化中逐步调整过来，她的喜怒无常和敏感焦虑是不由自主的，作为晋升爸爸的您应该对妻子有足够的耐心与包容，在精神上照顾她的情绪，经常与她聊聊天，帮她擦洗身体，做些可口的饭菜，顺利度过这一关。另外，还有很多事情需要您承担哦：要学会正确舒适地抱宝宝，还要学会让宝宝靠在你的肩头，轻拍他的后背，帮助他打嗝；要学会和宝宝交流，把宝宝抱在你的怀里，看着他的眼睛，对他温柔地说话或唱歌等等。

三、母乳喂养

（一）母乳喂养的好处

1. 初乳贵如黄金

产后七天内分泌的乳液称之为初乳。应在分娩后 30 分钟内尽量让宝宝用力吸吮哦！初乳的量极少，每次 18～45mL，每天 250～300mL，但却无比珍贵，贵如黄金，营养成分很高，为气血精微所化生，如《育婴家秘》说："小儿在腹中，赖血以养之，及其生也，赖乳以养之。""乳为血化，生于脾胃，摄于冲任，未受孕则下为月水。既受孕留而养胎，已产则变赤为白，上为乳汁。"从现代医学看，虽然它的脂肪和碳水化合物含量极低，但却含有大量活性蛋白质、矿物质、维生素、大量的胡萝卜素。因为胡萝卜素在体内经过一系列化学反应后转化成维生素 A，颜色呈黄色，看上去不太像奶，所以老人误以为产后头几天的奶脏，而将其扔掉，这是非常可惜的。初乳中还含有大量新生儿抗御疾病的物质，称之为"免疫物质"，可以保证宝宝六个月几乎不得病。初乳中溶菌酶的含量比牛奶的含量高数百倍，尤其是初乳中含有丰富的分泌型免疫蛋白（一种抗体），不被胃酸和消化酶损坏，能在肠道里起到黏膜维护剂的作用，使初生婴儿免受肠道细菌的感染，所以，母乳喂养的新生儿很少发生腹泻。新生儿从初乳中获得各种特异免疫球蛋白，对一些特异性感染性疾病有抵御力。此外，初乳还有增进脂类排泄的作用，从而减少黄疸的发生。初乳的营养丰富，并且增强宝宝的免疫力，恰似给宝宝打了第一次预防针，万万不可丢弃。

2. 母乳的优点

母乳是满足宝宝生理和心理发育最好的天然食品，对宝宝的健康生长发育有着不可替代的作用。那么，母乳喂养究竟有哪些好处呢？

（1）营养全面：母乳几乎可以满足宝宝所有的营养需求，而且容易吸收，促进宝宝体重适度增长。

（2）富含免疫物质：母乳中含有丰富的抗体、活性细胞和其他免疫活性物质，可增强婴儿抗感染能力，事实证明，母乳喂养的孩子与人工喂养的孩子比较，患病率少多了。同时，母乳喂养可降低湿疹的风险。

（3）方便经济：母乳温度及泌乳速度适宜，新鲜无细菌污染，直接喂哺，简便、省时省力；十分经济，不用花钱去买，可节省家庭很大开支。

（4）能促进子宫恢复：母亲产后哺乳可刺激子宫收缩，促进母亲早日恢复；哺乳期推迟月经复潮，不易怀孕，有利于计划生育。此外，母乳喂养还能减少乳母患乳腺癌和卵巢肿瘤的可能性。

（5）增进母子感情：母乳喂养可增进母亲和子女的感情，有利于宝宝早期智力开发和今后身心健康发展。还可降低母亲罹患产后忧郁症的可能性。

母乳喂养有这样多的优势，各位新妈妈，何乐而不为呢！

小贴士

母乳是最绿色环保的食品

全球都在提倡母乳喂养。母乳是最适合新生儿的食物，基本上能够提供宝宝所需要的全部营养。母乳除了能自产自销之外，永远不会涨价，还绝对绿色生态环保，母乳直接由妈妈的身体制造后，新鲜地送到宝宝的嘴里，不需长途运输，食物里程几乎为零。宝宝与生俱来就会吮乳，通过哺乳，母亲与宝宝建立起亲密关系，这是人类最宝贵和最初的亲情。世界卫生组织和国际母乳学会极力推荐母乳喂养，并鼓励母亲哺乳到孩子2岁。如果因为种种原因不能坚持到2岁，喂到1岁也很好。如果不能做到这一点，喂几个月也是很好的努力。如果连几个月都做不到，那么哪怕只喂过几天，孩子吃到了最珍贵的初乳，也比一口都不吃要强得多。妈妈要坚信母乳是婴儿最佳的食品。

（二）教你哺乳的方法

1. 母乳喂养要做到"三早"

"三早"是保证母乳喂养成功的开端。"三早"是指宝宝出生后要早吸吮、早接触、早开奶，世界卫生组织在母乳喂养条例中明确规定：婴儿出生后，应立即放到妈妈怀里进行哺乳至少30分钟。宝宝会慢慢地学会寻找乳头，掌握吃奶方式，还能避免新生儿低血糖的发生，促进母乳喂养成功开始。哺乳前先用毛巾热敷乳房，促进乳房血液循环。2～3分钟后，从乳房外侧边缘向乳晕方向轻拍或按摩乳房，促进乳房感觉神经的传导和泌乳；两侧乳房应先后交替哺乳，每次哺乳应让乳汁排空。妈妈的营养状况、精神状态及是否被有效刺激和排空乳房是维持乳量的主要因素。

2. 哺乳前准备和方法

哺乳前应先更换尿布，使婴儿处于舒适的状态，再用温水清洗双手及乳房。

哺乳最佳姿势是母婴均感舒适的姿势，可取坐位、站位、侧卧位等体位，哺乳时婴儿身体转向母亲，母婴身体紧贴，婴儿下颏贴紧乳房，母亲一手托起婴儿肩背部，另一手将拇指和其他四指分别放在乳房的上下方（呈"C"形）托起整个乳房，用乳头碰触婴儿嘴唇，当婴儿张口时将乳头及大部分乳晕送入婴儿口中。

母亲哺乳时应保持心情愉悦，全身放松，专心哺喂，并随时观察婴儿吸吮情况，注意避免乳房或衣物堵住婴儿口鼻。每次吸空一侧乳房后，再吸吮另一侧。下次哺乳时先喂排空的一侧，使每侧的乳房尽量吸空，以促进乳汁分泌。

喂完用食指轻压婴儿下颏，将乳头退出。每次哺乳后将婴儿直立抱起，头部靠在母亲肩上，轻轻拍背，使吞下的空气排出，哺乳后半小时内应保持右侧卧位，以防溢乳。每次哺乳时能听到婴儿的咽乳声，哺乳后婴儿感到满足，可安静入睡，每周有适度的体重增长，均为婴儿获得足量乳汁的表现。

3. 哺乳时间

每次哺乳时，开始 2 ～ 3 分钟内乳汁分泌较快，可达每次全部乳量的50%，以后乳汁减少，因此每次哺乳时间以 15 ～ 30 分钟为宜。

4. 母婴同室

母婴同室是中医历来所提倡的。早在宋朝就有母乳同室的记载，如《妇人大全良方·乳痈方论第十五》说："夜间不得令儿枕臂，须作一二豆袋令儿枕，兼左右附之。可近乳母之侧。"母婴同室的意思是在宝宝产出后，母亲和刚刚出生的宝宝在 24 小时内安置在一个房间内。由妈妈亲自照顾宝宝的保暖、喂养、换尿布等。在产院期间母子也应一直生活在一起，因医疗和其他的操作导致的分离每天不超过 1 小时。房间要舒适、温馨，阳光充足。室内温度应保持在 20 ～ 22℃，湿度为 55% 左右，保持宝宝体温正常恒定。宝宝刚刚离开母腹，由寄生式生活到独立生活，生理调节和适应能力不成熟，对周围世界还有一个逐渐适应的过程。宝宝对母亲是最熟悉的，母亲的心跳、声音都能使宝宝心理上放松，得到一种被保护的安全感，吃得香，睡得稳；如果妈妈抚摸他、拥抱他，宝宝很快就会辨别母亲的触摸和气味；母亲能听出宝宝不同的啼哭，是饥饿还是不舒服，还是尿布湿了，通过喂奶、更换尿布等，宝宝马上就停止啼哭了，这就是母亲的魅力！总之，母亲会以最大的努力满足宝宝的各种需要。经历母婴同室的产妇和婴儿出院后会很快适应新生活。

（三）母乳的变化

母乳分初乳、过渡乳、成熟乳、晚乳四阶段，阶段不同，所含成分和营养会发生变化，妈妈们要了解这几阶段的母乳特点，合理地喂养宝宝。

1. 初乳

初乳指产后 5～7 天内的乳汁，质稠而带黄色，含脂肪较少而球蛋白较多，微量元素锌、免疫物质、生长因子、胡萝卜素、牛磺酸等都比较多，对新生儿发育和抗感染十分重要。初乳的分泌量较少，每次哺乳量仅 18～45mL，每天 250～300mL。

2. 过渡乳

过渡乳指产后 7～30 天的乳汁。乳汁逐渐变得稀白，其分泌时间与营养价值均介于初乳与成熟乳之间，我们称之为"过渡乳"，每日哺乳量增至 500mL。与初乳比较，过渡乳的蛋白含量逐渐下降，而脂肪和乳糖含量逐渐增加，其营养成分也恰恰适合此时宝宝的生长发育。随着婴儿吮吸刺激逐渐加强，加之相关激素分泌的逐渐增多，此时多数妈妈的乳房会逐渐出现胀满感，这预示着大规模的乳汁就要到来啦!

3. 成熟乳

成熟乳为 2～9 个月的乳汁，每日哺乳量增至 700～1000mL。成熟乳中各营养成分尤其是蛋白质的含量逐渐趋于稳定，并持续较长时间，基本能够满足此时宝宝身体所需的各种营养元素。此时宝宝的消化系统逐渐发育完善，能够健康快速地成长。

4. 晚乳

晚乳一般指产后 10～20 个月产生的母乳，此时乳汁内的蛋白质、脂肪、矿物质都逐渐减少，其营养价值远远低于其他几种乳汁。此时，应添加配方奶、饭菜等，以保障宝宝的正常生长发育。

母乳喂养到多大合适

母乳，作为妈妈送给宝宝的第一份礼物，是世界上任何营养品均无可取代的。母乳中几乎具有宝宝所需要的所有营养物质。母乳喂养在世界范围内越来越受到重视，世界卫生组织和联合国儿童基金会等联合号召：任何一个母亲都不应该轻易放弃母乳喂养，这是人类哺育婴儿的最理想方式，纯母乳喂养应至少坚持 4～6 个月。中国宝宝断奶比较早，世界上其他国家的宝宝多数是在 2～4 岁之间断奶的。欧美国家，日本，韩国都提倡"自然离乳"。世界卫生组织建议母乳喂养至少到 1 岁，有条件的最好喂到 2 岁以上。

（四）母乳不足的调理方法

母乳不足时，妈妈会很着急，有几种方法可解妈妈燃眉之急。

1. 调节情绪

妈妈心情要舒畅并且休息好。情绪也会影响乳汁的分泌，尤其是焦躁、忧郁的情绪会抑制乳汁的分泌，造成母乳不足。过度疲劳也会使乳汁分泌减少。朱丹溪《格致余论·乳硬论》说"乳子之母，不知调养，怒忿所逆，郁闷所遏，厚味所酿，以致厥阴之气不行，故窍不得通而汁不得出"，所以，妈妈们一定要心情愉快，使乳汁分泌旺盛。

2. 排空乳房

让宝宝多吸吮乳房，尽量排空两边的乳房。因为多吸吮能刺激母体内催乳素的增高，使乳汁增多。

3. 热敷催乳

泌乳之前，乳房会发胀变硬，此时可以温毛巾热敷乳房，每次 3～5

分钟为宜，然后避开硬结适当按摩乳房，用拇指和食指指腹从硬结周围按压，并向乳房方向轻揉 5～10 分钟。

4. 食疗催乳

全面、均衡的营养是泌乳的关键，产后妈妈的饮食要富有营养，宜清淡，多喝水和汤，多摄入优质蛋白质，如应适当多吃鸡蛋、鱼类、瘦肉、豆制品及牛奶等食品。另外，水果、新鲜蔬菜也是十分必要的。哺乳妈妈每日饮食要保证必须 1 个鸡蛋，1～2 两左右的豆制品，2 两瘦肉，3 两水果，半斤以上的牛奶或 400～500mL 的豆浆，6～7 两主食，1 斤左右各类蔬菜。

5. 按摩催乳

按摩催乳有健脾益气、疏肝解郁、活血化瘀、散结通乳等作用，能达到疏通乳腺导管，促进乳汁分泌的目的。按摩催乳具多采用点、按、揉、拿等多种手法相配合的方式进行。具有疗效显著，简单易行，安全方便，疗程短的特点，是一种完全没有副作用的自然保健疗法。下面把常用的按摩方法介绍给哺乳的妈妈。

（1）穴位按摩：常用的穴位有膻中、少泽、太冲、天池等，有疏肝理气、催乳的作用。膻中穴位于两乳之间，能疏通全身的气，缓解乳汁少现象。方法是按揉膻中穴。少泽穴位于小拇指指甲根外下方 0.1 寸。每天下午 1～3 点用牙签尖刺激两侧少泽穴 2 分钟，可催乳、通乳，并能促进营养的吸收。太冲穴位于脚背大拇指和第二趾结合后方，脚背最高点前的凹陷处。睡前按揉两侧太冲穴 3 分钟。天池穴位于胸部，当第四肋间隙，乳头外 1 寸，前正中线旁开 5 寸，有促进乳汁分泌的作用。

（2）乳房按摩：首先用干净的毛巾蘸些温开水，由乳头中心向乳晕方向呈环形擦拭，两侧轮流热敷，每侧各 15 分钟，然后，用指揉法，即用拇指或中指螺纹面，或食指、中指、无名指螺纹面，从外向乳头方向做轻柔的小幅度的环旋揉动。再将拇指和食指放在乳晕周边，轻轻挤压，拇指和食指在乳晕周边不断变换位置，这种方法也能有效地促进泌乳。

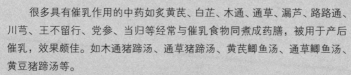

小贴士

具有通乳作用的中药

很多具有催乳作用的中药如炙黄芪、白芷、木通、通草、漏芦、路路通、川芎、王不留行、党参、当归等经常与催乳食物同煮成药膳，被用于产后催乳，效果颇佳。如木通猪蹄汤、通草猪蹄汤、黄芪鲫鱼汤、通草鲫鱼汤、黄豆猪蹄汤等。

这里还要提醒妈妈们，注意不要碰回奶的食物和药物，如大麦茶、蒲公英、山楂、花椒、茶叶、韭菜、苦瓜、柚子、鸽子、巧克力、香椿等。也不要饮食刺激性的食物如辣椒、酒、醋、咖啡等。